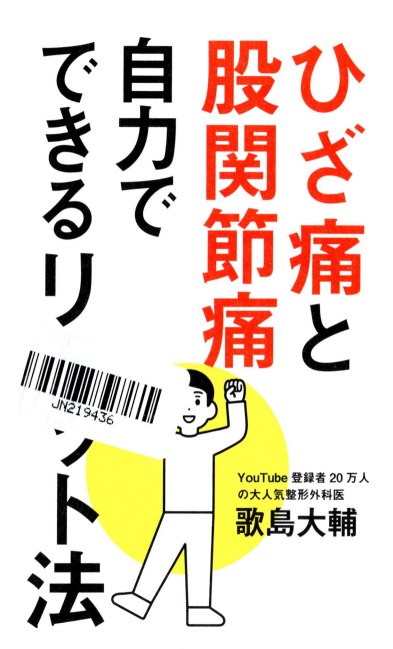

ひざ痛と股関節痛
自力でできるリセット法

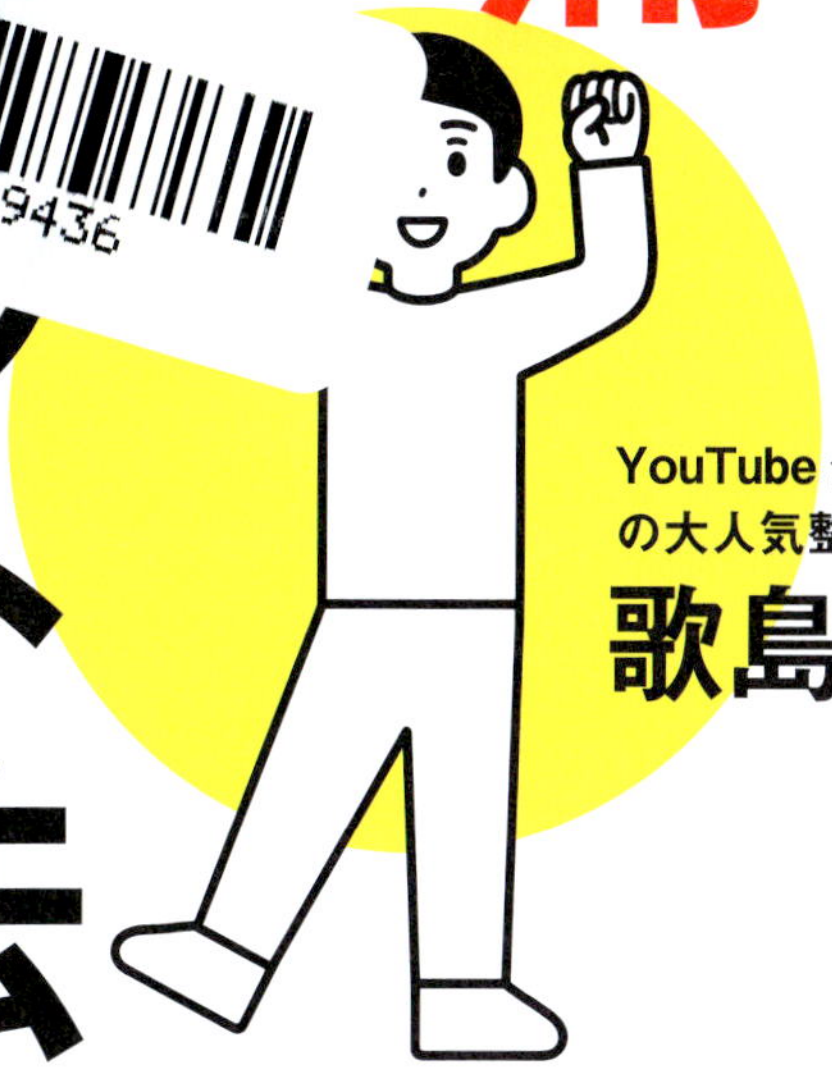

YouTube登録者20万人
の大人気整形外科医
歌島大輔

アスコム

この本は、
ひざ、股関節《こかんせつ》の痛みを和らげ、
なくす方法を伝授します。
さらに、この方法は、
腰、首、肩、背中にも効果があります。

実はタイトルには「ひざ痛」と「股関節痛」を掲げていますが、下半身だけではなく、上半身の痛みも扱っています。

では、なぜタイトルに首や肩などを掲げないのかと訝《いぶか》しく思われましたか。

それは、関節の痛む患者さんへの解決策として私が最初に思いついたのが、下半身に効く方法だったからです。詳しくは本編で述べますが、全身の健康を取り戻すには、下半身のほうが重要だからだとも言えます。

ひざ、股関節、そして腰、首、肩、背中の痛みをなくすと謳《うた》った本は、書店に行けば山ほどあります。

「効きます！」というサプリメントも、新聞の広告や高齢者向きテレビの番組のコマーシャルでよく目になさると思います。

ただし、これらの情報に騙《だま》されてはいけません。

効果が出ていないのなら
それは無駄なことでは……

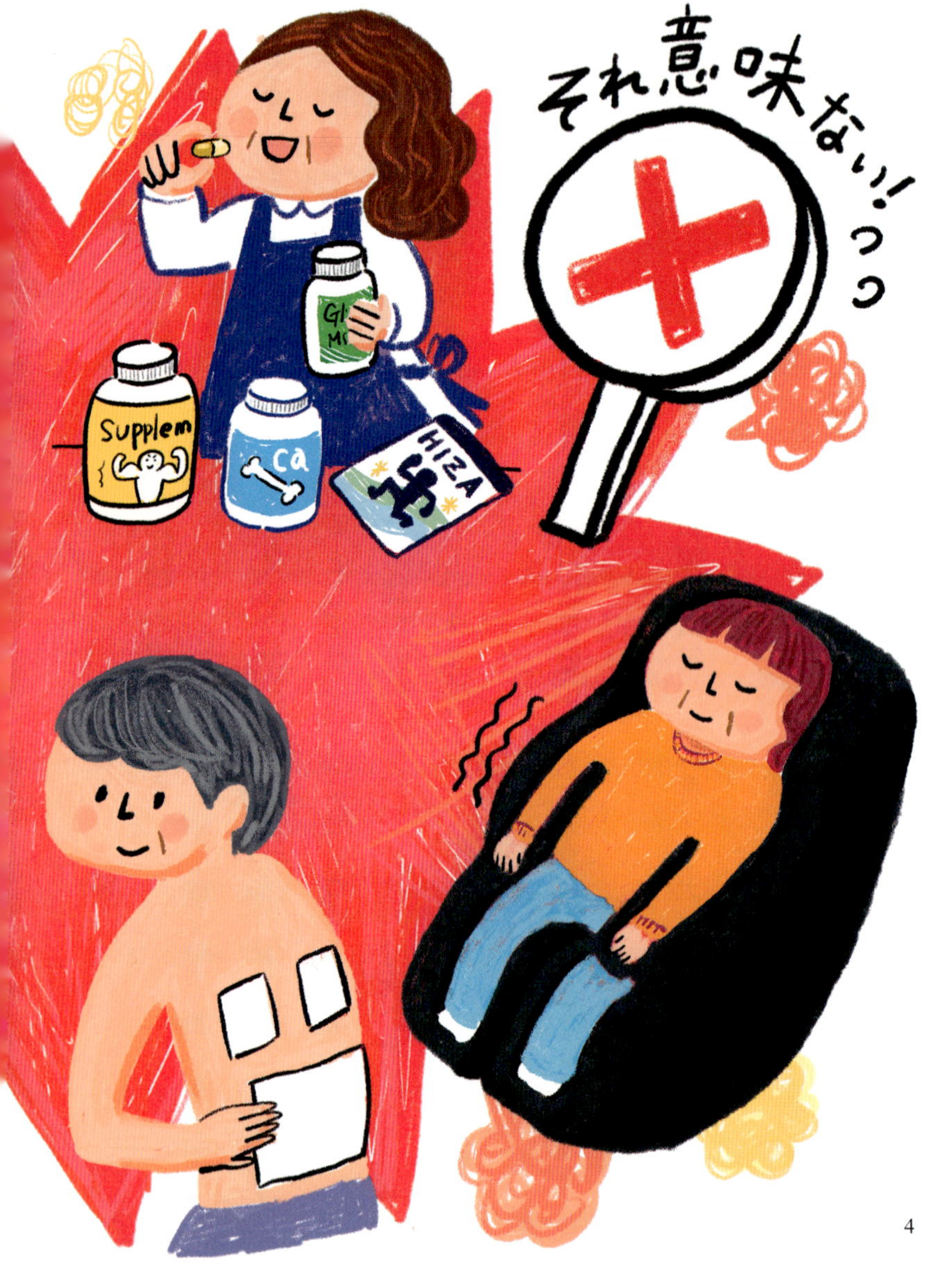

それだけのお金と時間を使って本当に効果はありましたか？

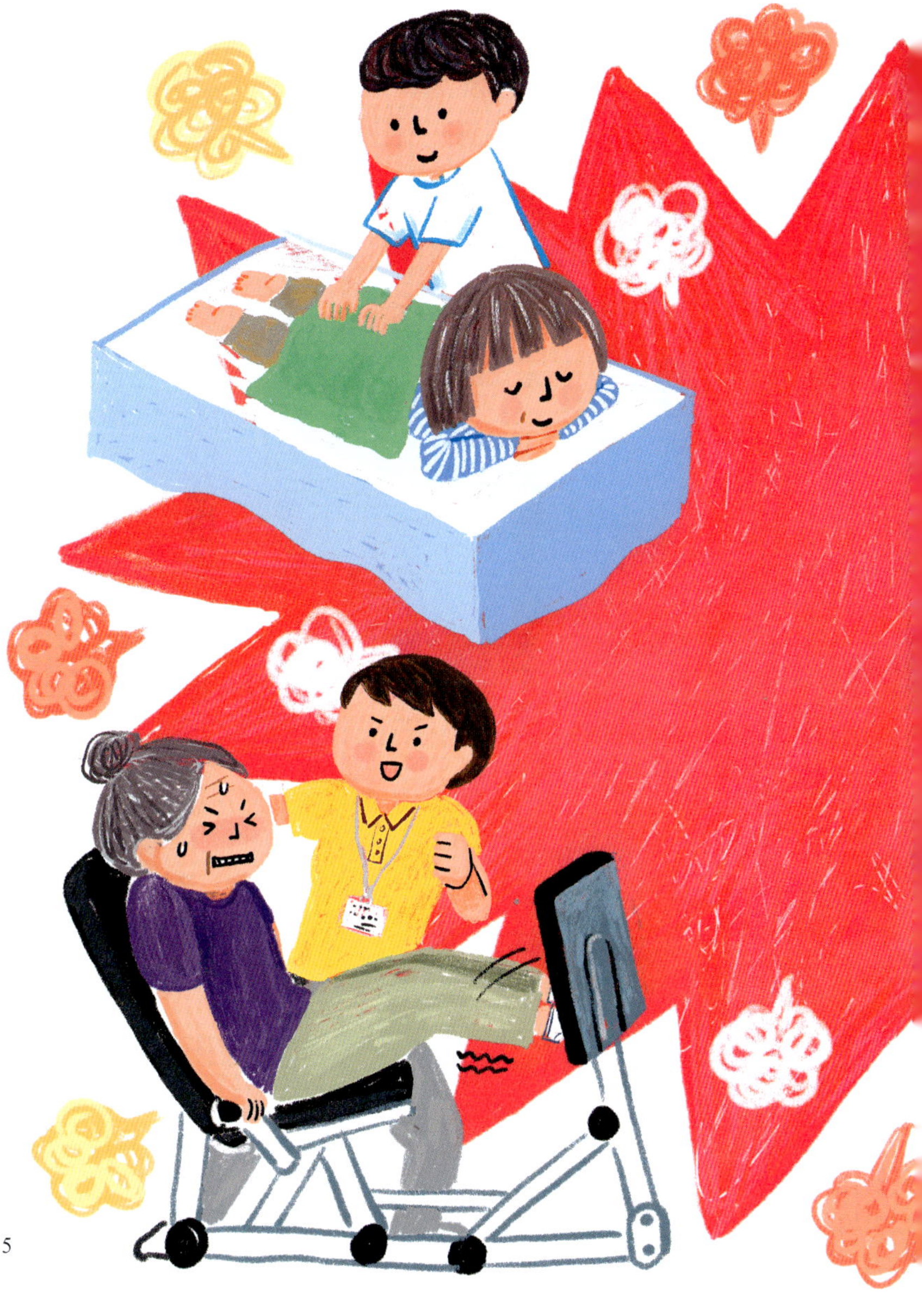

医学的な根拠のないまま、つらい痛みから逃れたいと思う気持ちにつけ込んで、あれやこれやと垂れ流している情報のなんと多いことか。

私が伝授するのは、医学的な根拠のある方法です。

ちなみに、私はこれを「ちょいエビデンス」と呼んでいます。ちょいエビデンスについては、後述します。

ちょいエビデンスに基づいて、節々《ふしぶし》（ひざ、股関節、腰、首、肩、背中）の痛みを取り除く方法を伝授します。

一般的には難しい研究論文をベースにしていますが、実践するのはとても簡単です。道具もいりません。

「歩き方」をちょょっと変えるだけです。

「はいはい、ウォーキングね」という声が聞こえてきそうですが、違いますよ！
だってウォーキング、続かないですよね。……私も無理です。

でも、毎日、少しは歩きませんか？

トイレに行ったり、コンビニに行ったり。

その数歩、数分間の歩き方を少し変えるだけで、関節の痛みが解消するんです。

一日合計で10分できればいい。いや、まずは一日1分だけでも合格です。

だから、誰にでもできて、今日から実践できます。

あなたが節々の痛みから解放された生活に戻るお手伝いができることが、私にとっては望外の幸せです。

こちらの皆さん、
それぞれ
年齢を当ててください

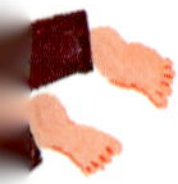

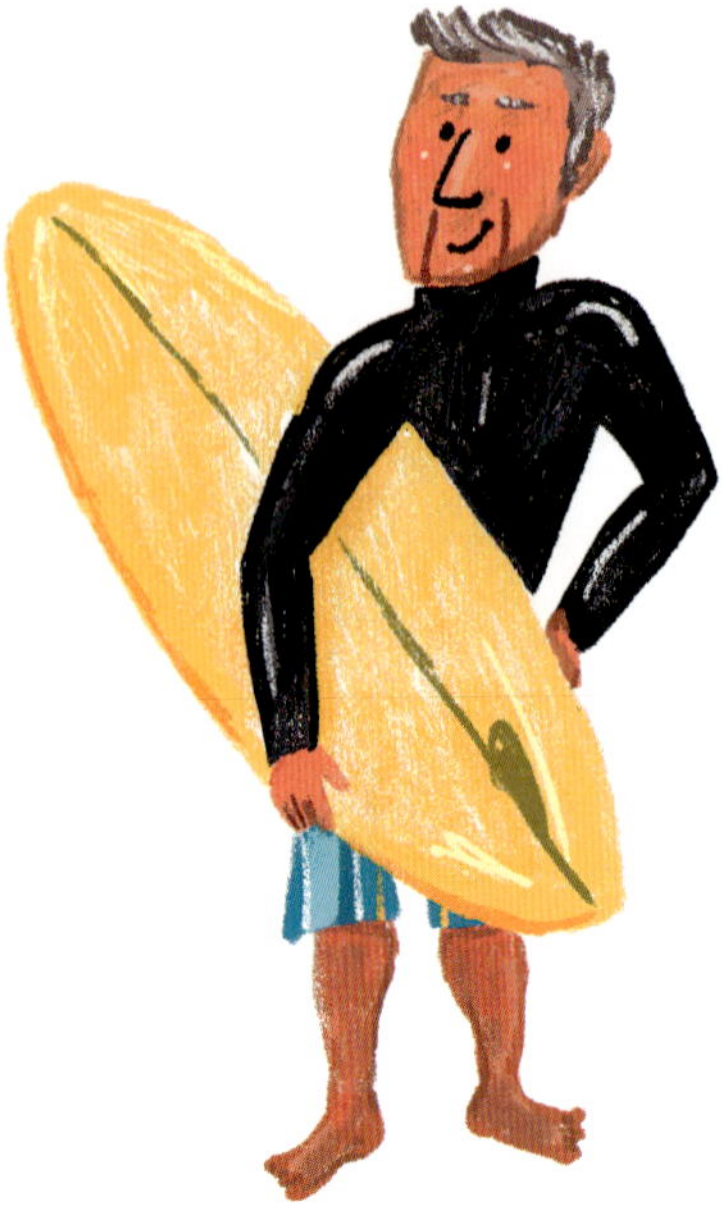

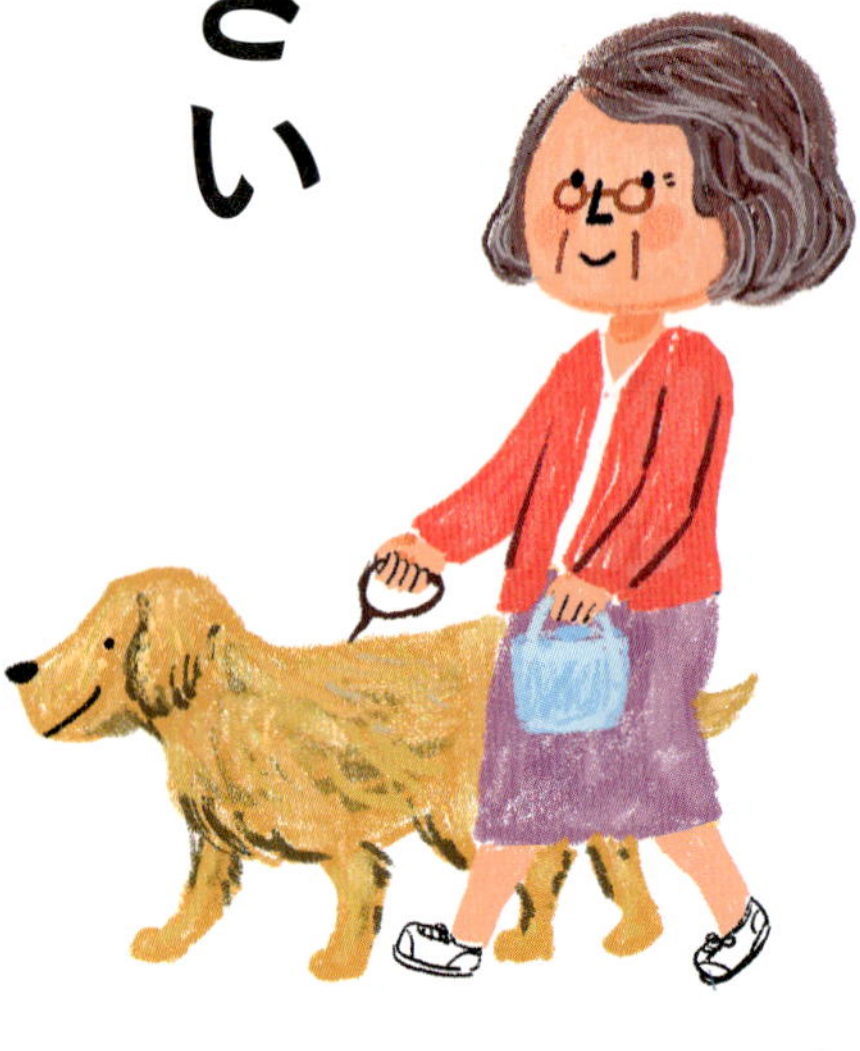

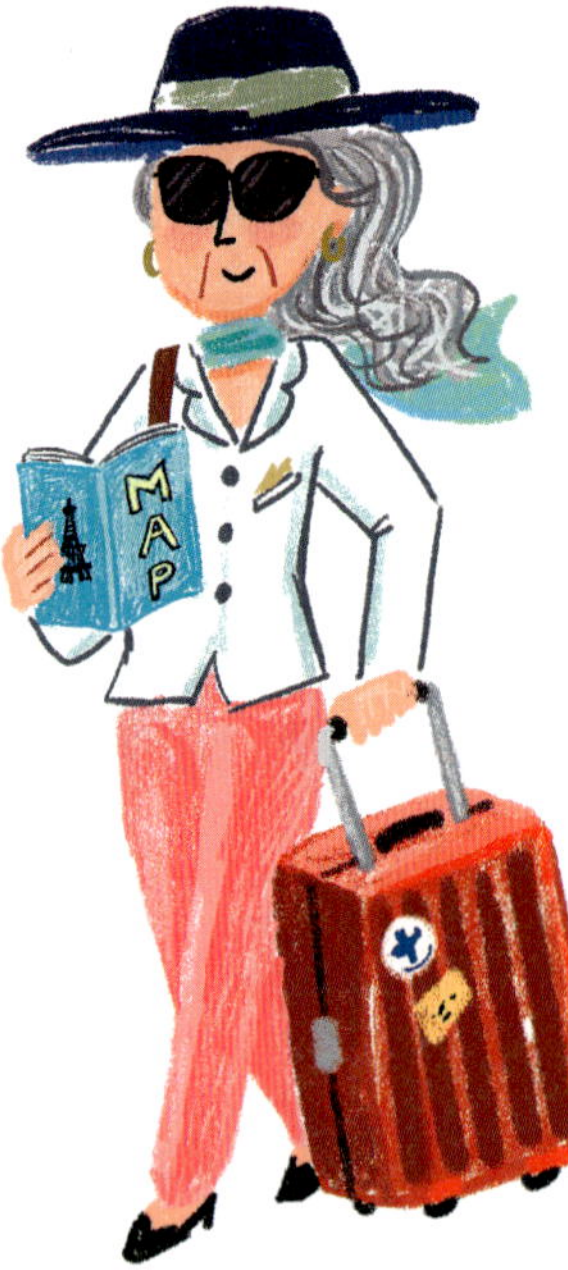

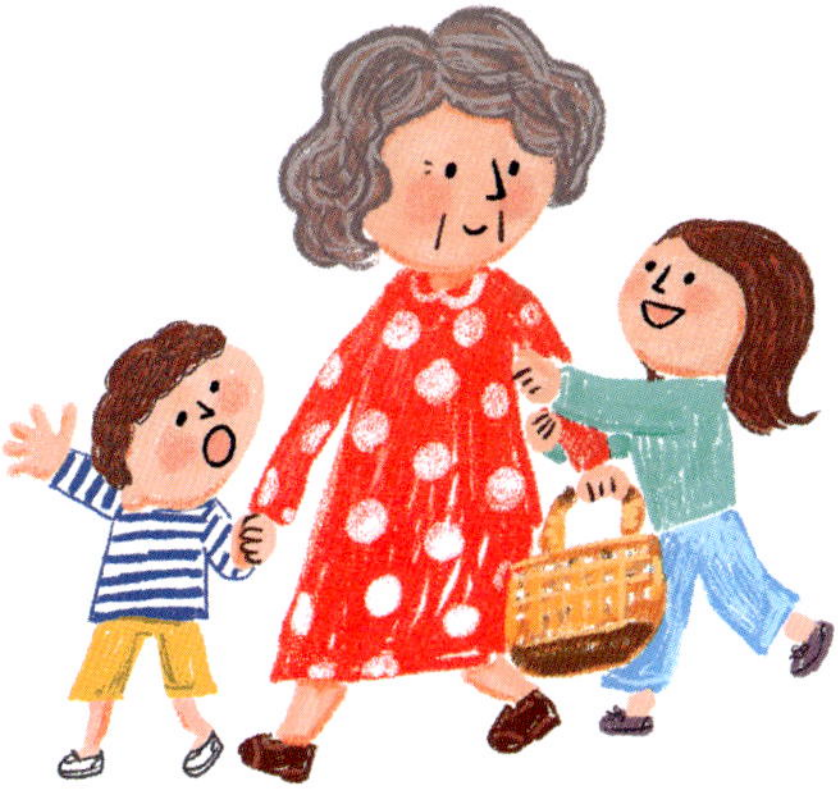

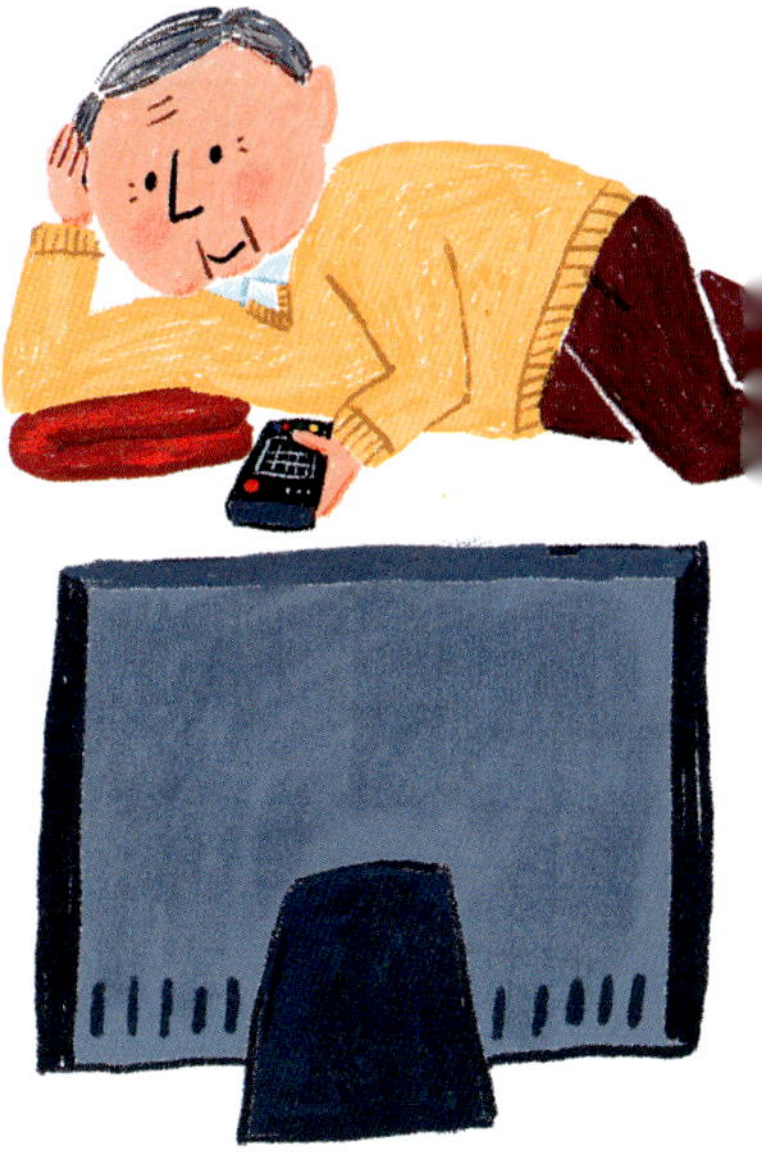

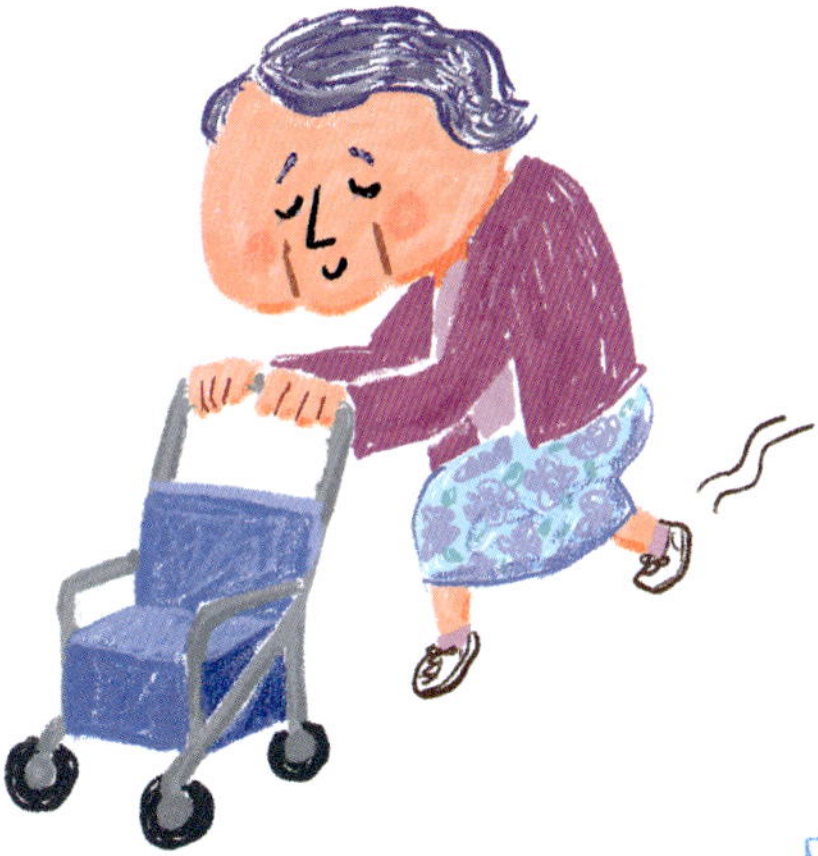

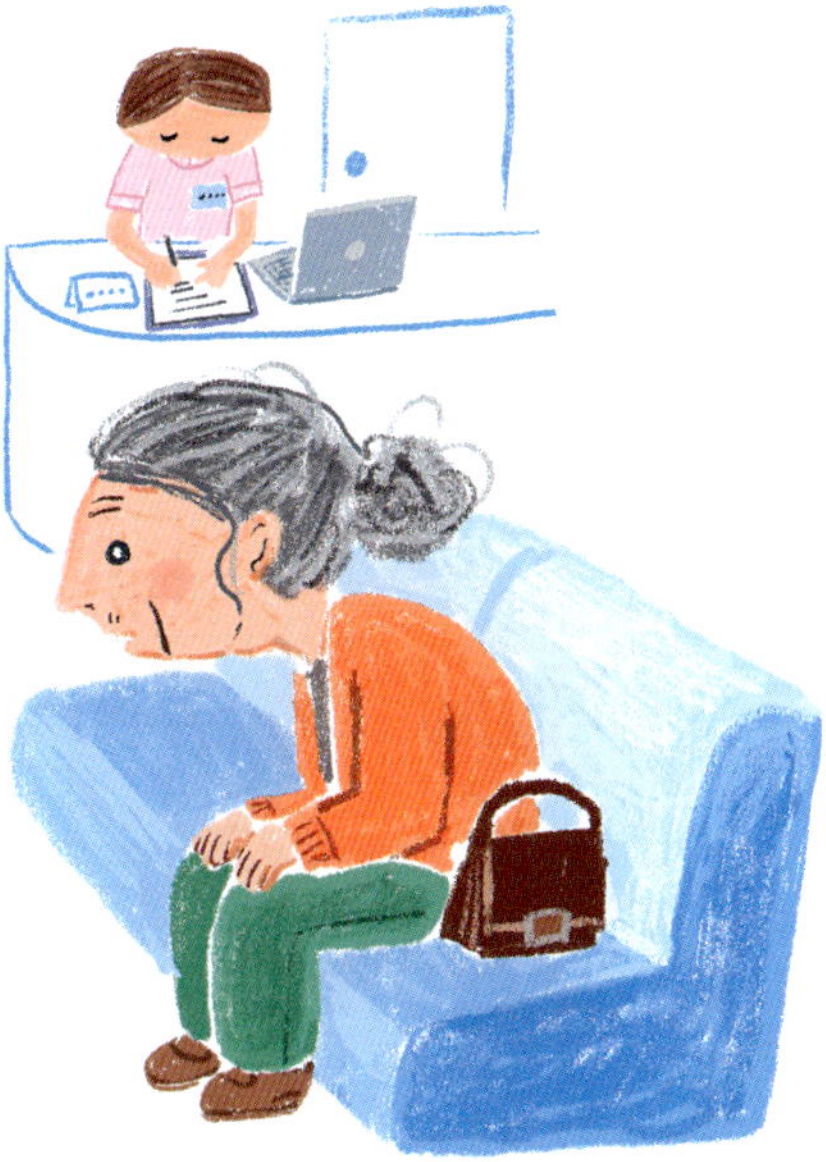

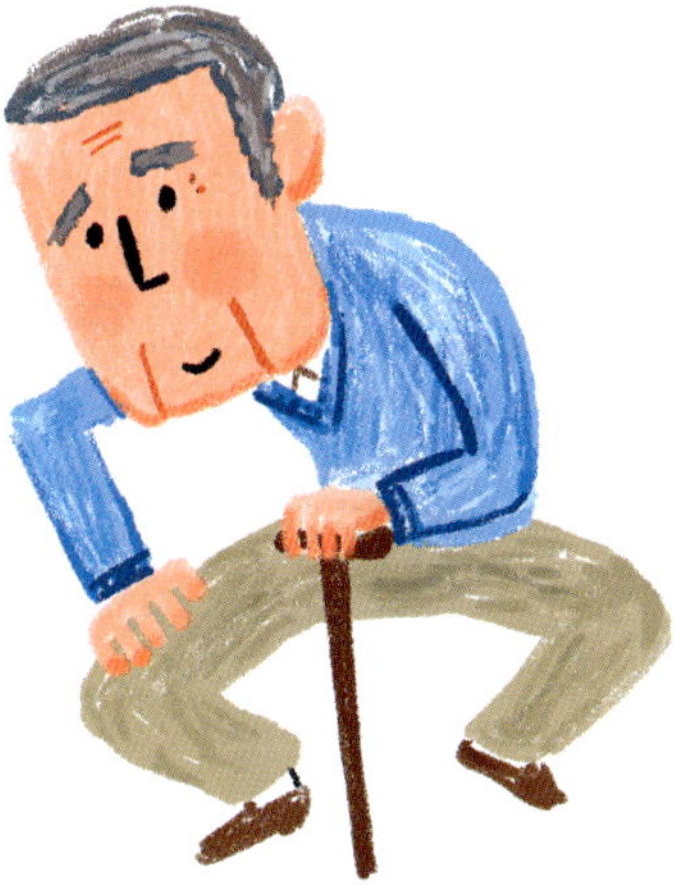

皆さん同じ歳《とし》！
では何が違いを
生むのでしょう！

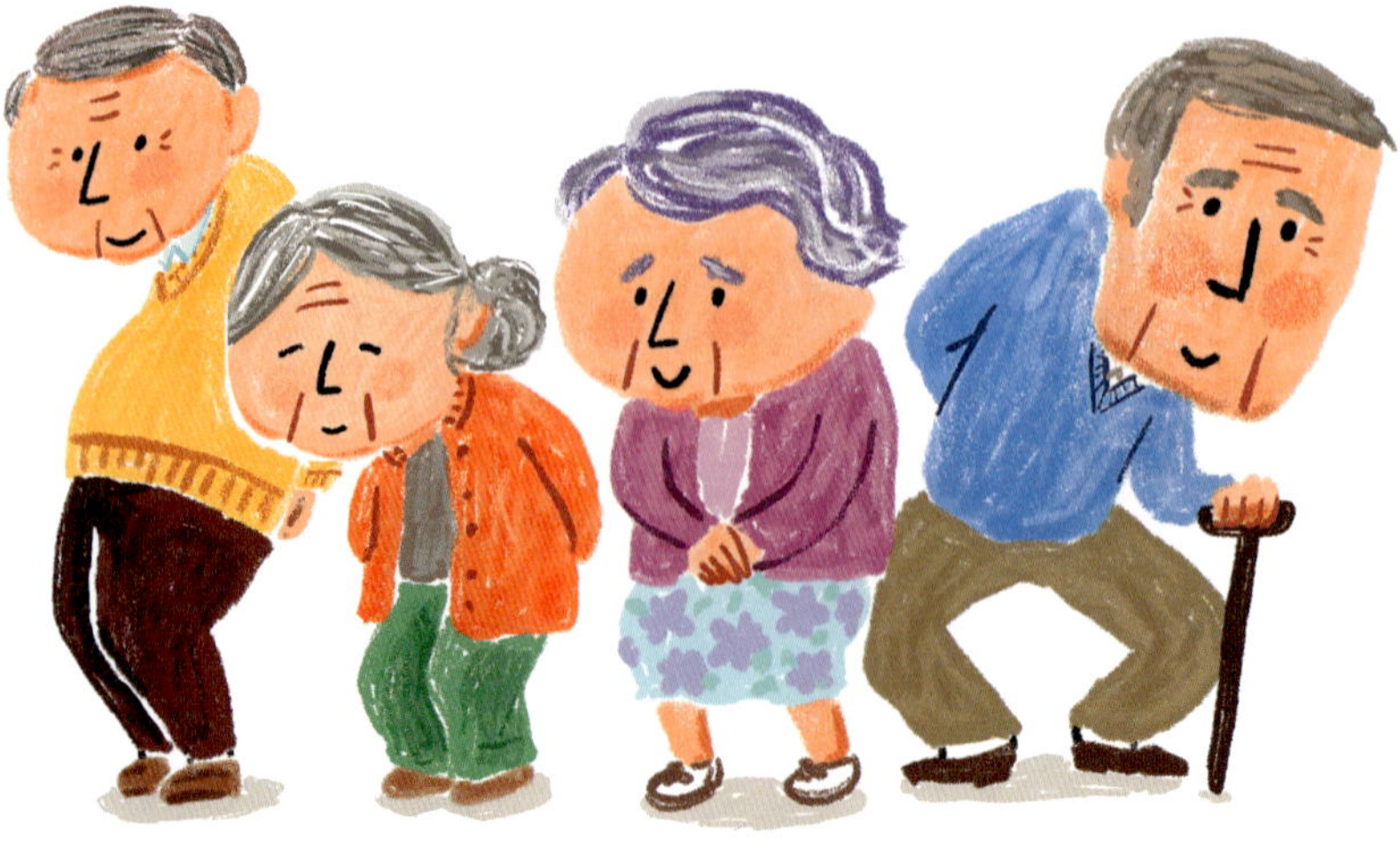

関節
です！

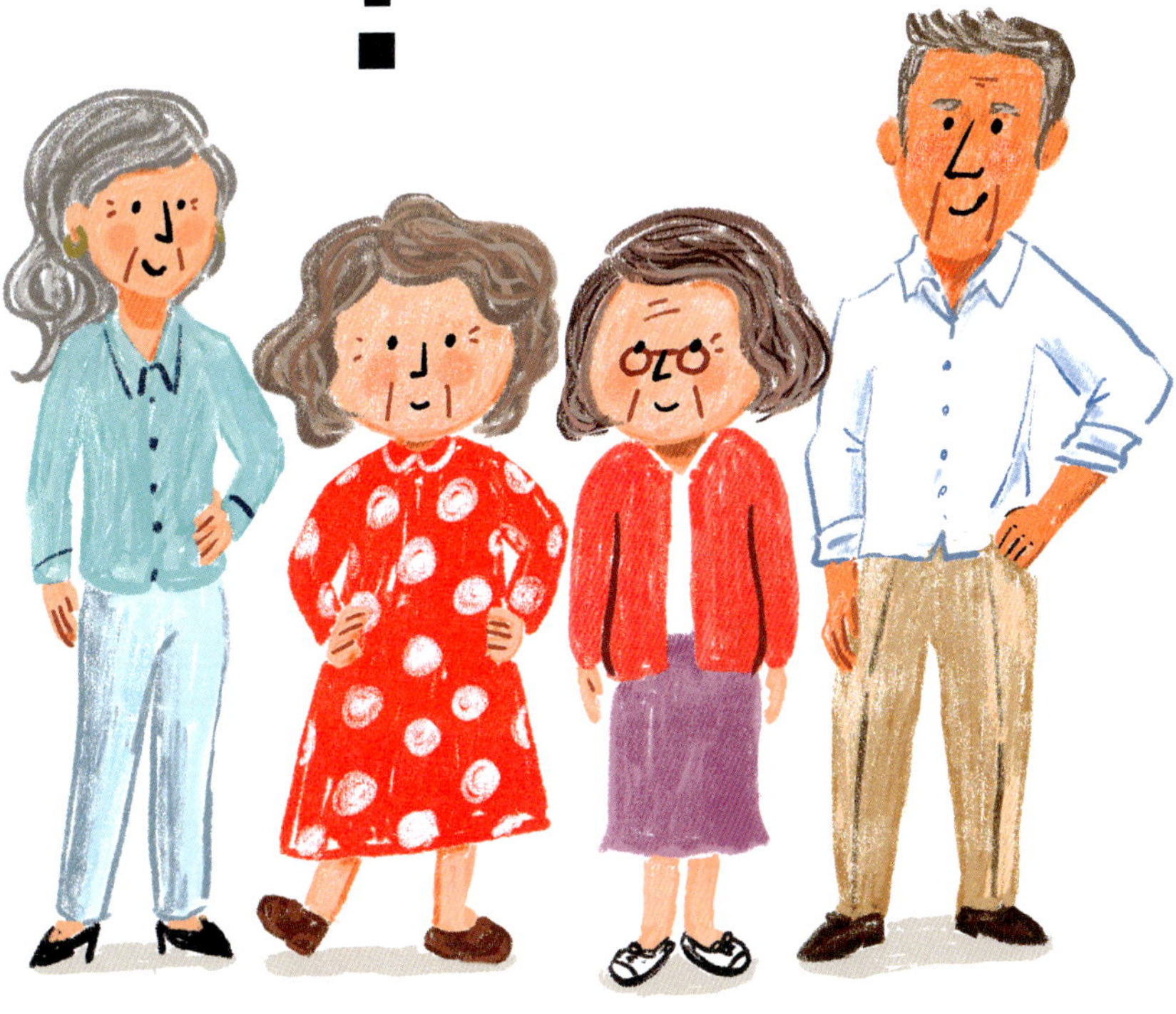

ひと昔前と違って、「シニア」と呼ばれる世代の中でも見た目や動きに、かなり個人差が生まれています。

そのために、同じ24時間・365日という時間の中で、できること、楽しめることが、まるで違っています。

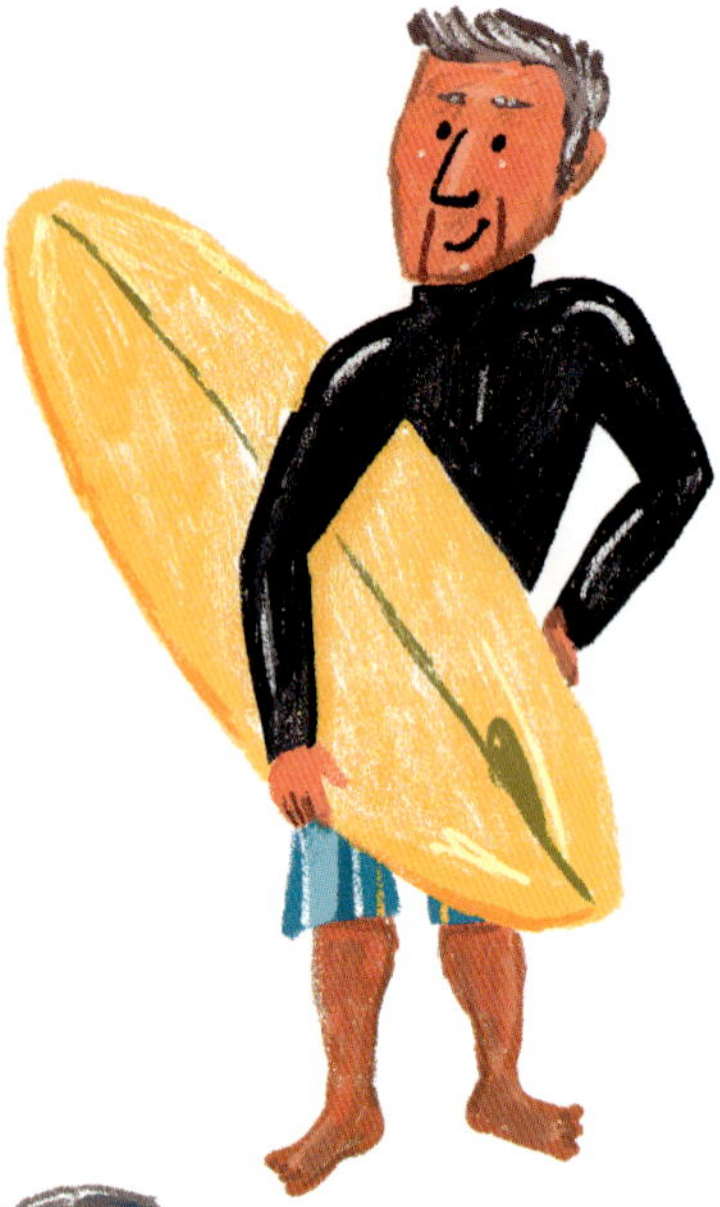

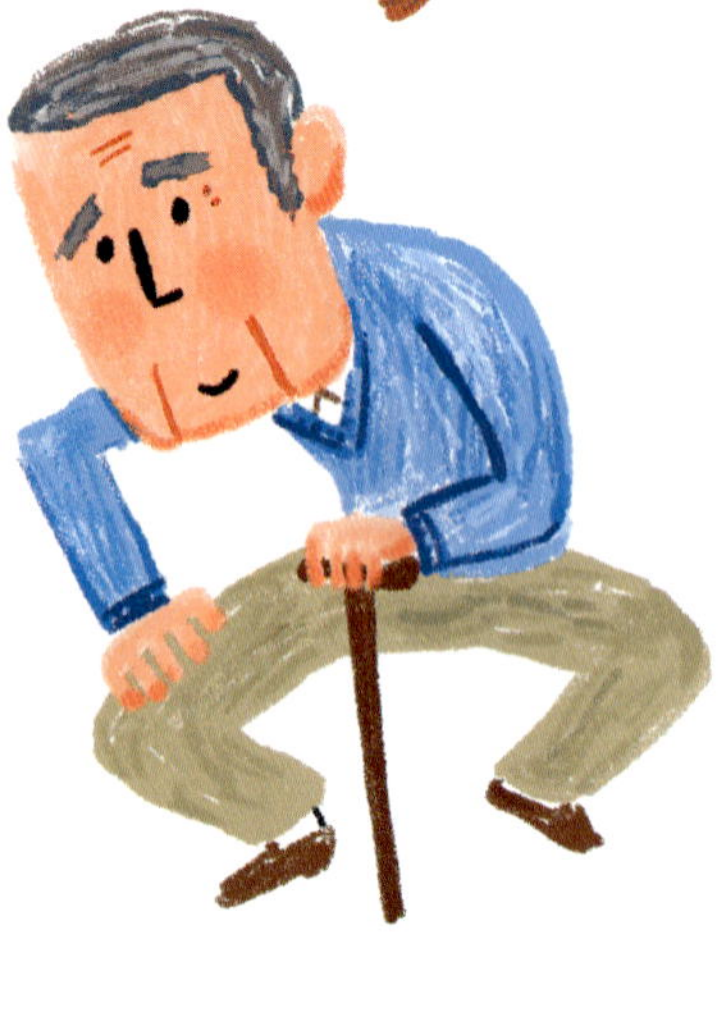

この違いは、性格でも、持って生まれた身体能力でも、もちろん運とか、お金がある・なしでもなく、ただ単に、

「関節がどれだけスムーズに動くか」

それだけの違いだけなんです。

あなたの趣味はなんですか？　何をしていると楽しいですか？

どんなことをしたいですか？　どんなふうに毎日を過ごしたいですか？

立ったり座ったりするとき、歩くとき、横になっているとき、

どこにも痛みなく、ストレスのない体に戻れたら最高ですよね。

その願い、叶います！　何歳からでも関節はリセットできるからです。

30代はお肌の曲がり角と言われます。
男性なら頭髪が気になり出す頃でしょうか。
40代になると男女ともメタボ比率がぐんと上がります。
約半数が明らかに以前の体と違ってくるのです。
では、関節の曲がり角は？
実は50歳だと言われています。

それは、「軟骨《なんこつ》のすり減り」の平均診断年齢が50歳だから（＊1）。

実は関節の衰えというのは、ごく簡単に言うと、「軟骨のすり減り」と「筋肉の衰え」のことです。

軟骨がすり減り始めていることは、レントゲンでわかります。

50歳を越えると、そういう人が多くなります。

「軟骨のすり減り」は残念ながら元には戻せません。

再生医療で盛んに研究されていますが、今のところ治療法は見つかっていないのです。

けれども、「筋肉の衰え」は、あまり知られていないのですが、実はとても簡単な方法でリカバーできることが科学的に証明されています。

「筋肉の衰え」にブレーキをかけて後ろ戻しできれば、関節の痛みはリセットできるんです。

できなくなっていた楽しいことを、ストレスなくまたやれるということです。

ところで関節とは、骨と骨のつなぎ目にあたる部分です。

関節があるから、体はさまざまな動きができます。

関節は体中に、なんと約260カ所もありますが、その中でも、ひざ、股関節は体を支えて歩くのに使われるので、この関節に問題があると日常生活に大きく影響します。つまり、とてもとても大切な関節なのです。

この本では、そのとてもとても大切な関節を守る方法を伝授します。

この方法をマスターすると、痛みに悩む人が多い首、肩、背中の痛みも軽減できます。

では、どうすれば「筋肉の衰え」をリカバーできるのか。

「歩く」です。

「なんだ、またウォーキングか」と本を投げ出したくなったあなた、ちょっと待ってください。

1万歩歩こうとか、一日40分以上歩こうとか、そんなことは言いません。

そんなハードルの高いことは、できない人のほうが多いとわかっています。

だけど、皆さん、日常生活の中で多少は歩いていますよね？

最寄りの駅まで、近所のコンビニまで、車生活の方も駐車場まで、なんならリビングから玄関まで、寝室からトイレまで。

その数分間を、筋肉トレーニング、いわゆる「筋トレ」に変える方法があるんです。

名付けて「歌島式〝ながら歩き〟法」。

筋トレといっても、どこも痛くないし、つらくありません。

歩き方をちょっと工夫するだけで、とても効率のよい関節まわりの筋トレができるんです。

「こんなのでいいの?」と拍子抜けしたかもしれませんが、これだからいいんです! すぐにできるし、続けられるからです。

どんな筋トレにも共通して言えますが、筋トレは「続けてなんぼ!」なんです。

続けられなければ、どんなに素晴らしい方法もあなたにとって意味がないということになります。

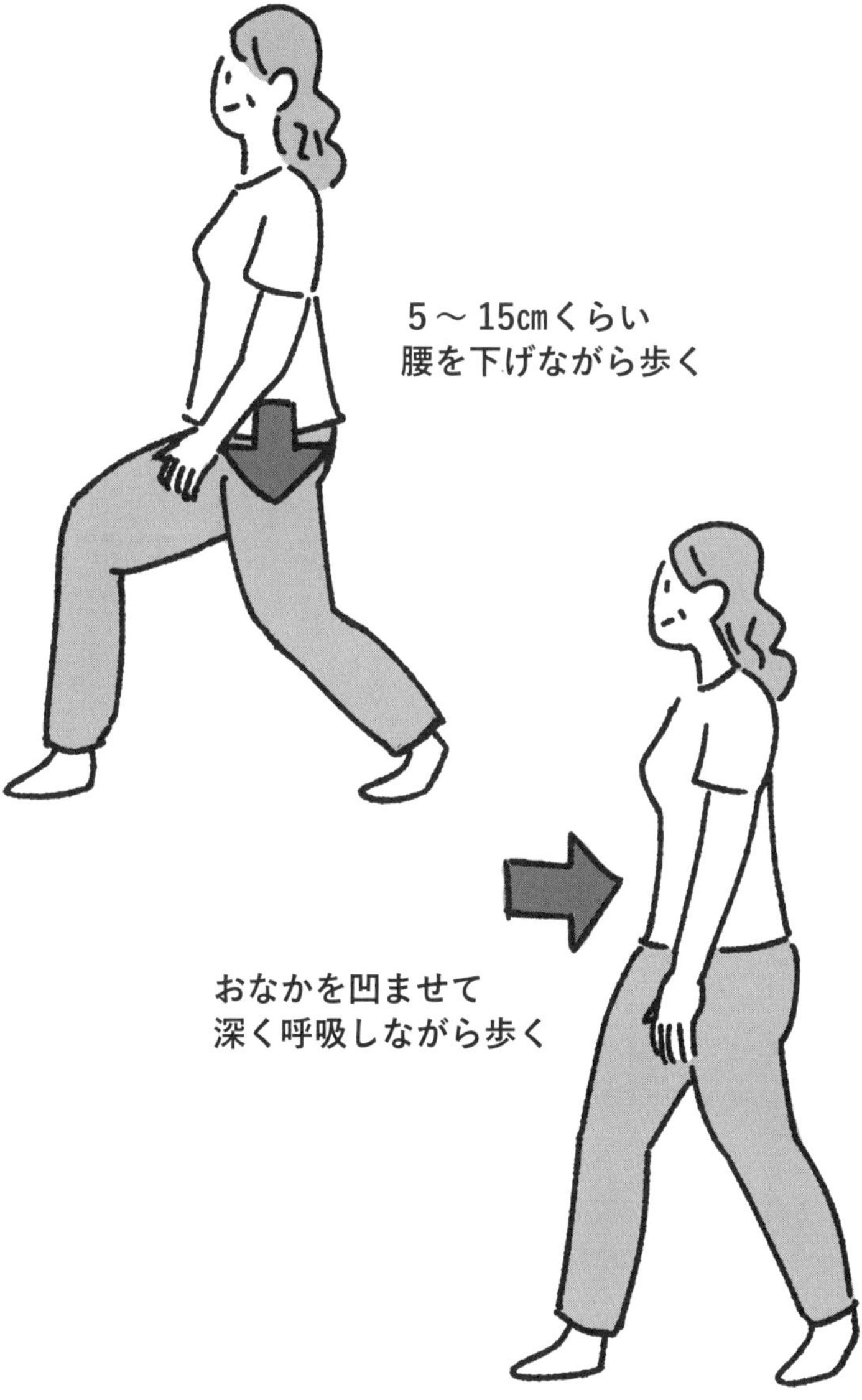
５～15㎝くらい
腰を下げながら歩く
おなかを凹ませて
深く呼吸しながら歩く

体験談
＼ 1 ／

いつも、みんなの足をひっぱっていたハイキング。
〝ながら歩き〟を3カ月間続けたら、
みんなと同じペースで歩けるようになった。

（68歳・女性）

体験談
＼ 2 ／

太ってから動くのがおっくうになった。
〝ながら歩き〟を試したら、半年で3キロ減。
ひざと腰の痛みがとれて、つらかった階段も、長い外出もできるようになってうれしいです。

（62歳・女性）

体験談
＼ 3 ／

ずっと続けていたテニスで、ひざに鈍い痛みを感じるようになった。
「もう控えるべきなのかな？」と思ったけれど、
〝ながら歩き〟を4週間続けたら、痛みが取れた。

（59歳・女性）

体験談
＼ 4 ／

ひざが痛くてイスから立ち上がるのもつらかったのに、〝ながら歩き〟を続けたところ、痛みが和らぎました。

最近は正座もできるようになっています。

（81歳・女性）

体験談
＼ 5 ／

若いときにスポーツで痛めた腰のせいで、10分以上歩けなかった。〝ながら歩き〟を1カ月続けたら、

30分歩いても大丈夫になった。

（74歳・男性）

体験談
＼ 6 ／

寝ていても痛い首が、〝ながら歩き〟を続けたら、痛みがとれてびっくり。

ゆっくり眠ることができるようになって幸せです。

（71歳・女性）

はじめに――この本が信頼できる3つの理由

私は手術が得意な整形外科医です

本文に入る前に、少し自己紹介をさせてください。

私は手術が得意で、いろいろな病院で手術をしている現役の整形外科医です。

1年間に執刀する手術は約400件にもなります。

え？　手術が得意？　まさか、この本は手術を勧めるの？　と思った方がいるなら大間違いです。

私は手術をしながら、「この患者さんは、なんでここまで悪くなっちゃったんだろう」「なんでここまで我慢したのかな」と考

えることがよくあります。

そういう方はおそらく、レントゲンを撮って「骨に異常はないですからね。湿布を出しておきます」と言うだけの整形外科に見切りをつけ、諦め、痛むのを我慢し続けてきたために、手術が必要なほどに悪化してしまったのでしょう。

私がこの本を書くのは、あなたがそういう事態に陥らないように、今のうちに痛みと向き合い、良くなってほしいからです。どうしても手術が必要なケースはありますが、「そうならないですむ」ケースのほうが多い！　ということを、手術が得意な私からもお伝えしたいと思います。

私は医療情報を発信する「人気ユーチューバー」です

私は手術をする一方で、健康雑誌やインターネットメディアへ、医療情報をたくさん寄稿しています。

インターネットでは、寄稿だけではなく、自分でもチャンネルを作って動画配信をしています。いわゆる「ユーチューバー」と言っておわかりになるでしょうか？　わかりやすく言えば、医療番組を、テレビではなく、インターネットを通じてお茶の間に届けているイメージです。

一人で番組を作っているわけですが、チャンネル登録者は約20万人。整形外科系のユーチューブでは断トツの人気だそうです。**なぜ人気なのかと言えば、手前味噌になりますが、おそらく私が「信頼できる内容」だけを、「肩の力を抜いて楽しく学べる」ように工夫しているからでしょう。**

正しい内容を、楽しいエンターテインメントにして届けるのは、案外難しいものです。

「医学的に正しい知識を、生真面目に解説する」だけの番組は、勉強になりますが、見ていて難しく感じることがあります。自分に関係があるのかどうかわからないところにくると、眠くなってしまうでしょう。

かといって、「見ていて楽しい、笑えるような番組」でも、いいかげんな知識をもっともらしく伝えているのでは、医師から見てとても問題です。でも現実に、そんないいかげんな情報はとても多いのです。

私がインターネットで発信している番組は、どちらのタイプでもありません。自分で言うのもなんですが、どうやら私には手術だけではなく、「正しい内容」を「わかりやすく、楽しく」伝える才能があったようです。

テレビや雑誌からの発信は一方通行ですが、インターネットでは双方向のやりとりができます。私は動画で解説しながら、「コメント、お待ちしています」と視聴者からの声を積極的に集めるようにしています。

私の動画を見た患者さんから、「どうしても治らないんですが、どうすればいいでしょうか」という悩みはよく届きます。患者さんだけでなく、プロの治療家さんからも、「どうしても治せないんですが、何がいけないのでしょうか」という相談がたくさん届きます。

そういう生の声を聞いているので、時間をとって一人ひとりの悩みや不安に寄り添う癖がついています。

動画を見た人からのフィードバックは多いので、常に緊張しながら腕を磨いているという自負もあります。もちろん実際の医療現場でも緊張感はありますが、インターネットは拡散力が強いので、違った種類の緊張にさらされているのです。

私は根拠にこだわります

ところで「正しい内容」とは、どんなものだと思いますか？　その医療情報が正しいかどうか、どうしたらわかりますか？

テレビ番組で言ってたから正しい？　近所で何人もの人が言ってるから正しい？　家に代々伝わってきた方法だから正しい？　最近の若者なら「インターネットのあちこちのサイトにあったから正しい」と思っているかもしれません。でもインターネットには「拡散しやすい」という特徴があるので、ニセ情報も広がりやすく、たくさんのサイトで言われていても、実は真っ赤な嘘だということが珍しくないのです。

実は、「医学的な正しさ」というのは、簡単には言えないことです。医師の言うことがすべて正しいわけではなく、医師でない人の言うことがすべて怪しいわけでもありません。私自身、医師ではない治療家さんから学ぶことはあります。なにより医療は日々進歩していますから、すべてを知っているなどと思うのは逆に愚かでしょう。「医学的に正しい」などというのは、軽々に言うべきことではないのです。

ですが、巷《ちまた》に出回っている医療情報の中には、単なる「仮説」の域を出ないものが実はたくさんあります。

もちろん「仮説だから正しくない」とは言えません。今後、研究が進んで仮説が定説になる可能性はあります。あるいは世界中の英語の論文を読みまくっている私でも、その正しさを立証した研究論文をまだ見つけられていないということも理論的にはあり得ます。

私は日頃から、世界中の研究論文を読みまくっています。医師なら当然だと思いますか？　違うのです。医師になってからも研究研鑽《けんさん》を怠らない医師もいる一方で、診療業務に追われて疲弊してそれどころではない医師もたくさんいます。

ですが、医学は日進月歩。世界中の研究論文を読んでいないと、最新・最先端の医療情報から取り残されてしまいます。

私は患者さんにベストの治療をするために、世界中の「正しい

医療情報」を取り入れています。

皆さんには巷に溢れた「ニセ情報」に振り回されることなく、ぜひ「正しい医療情報」を手に入れていただきたいと切に願っています。

では、その医療情報が正しいかどうかは、どこで判断すればいいのでしょうか。それは「何らかのエビデンス」があるかどうかが基準になります。

エビデンスとは、研究や調査から統計がとられた客観的なデータです。「医学的な根拠」と言ってもいいでしょう。

ただし、エビデンスにも、信頼度の幅があります。「かなり信頼性が高いエビデンス」から「信頼性が低いエビデンス」まで、いろいろあるのです。

誤解しないでほしいのですが、「信頼度が低い（＝エビデンスレベルが低い）」

というのは、決して「怪しい」「信用できない」という意味ではありません。十分に信頼するにはまだ研究が足りていないので、今はまだ「信頼性が低い」とされているだけです。そういうエビデンスを、私は「ちょいエビデンス」と呼んでいます。

正直に言えば、整形外科の予防、運動療法、リハビリの領域では、エビデンスレベルが高い研究が多くありません。もしも私が「エビデンスレベルが高い研究で証明されたこと以外は採用しません」「エビデンスレベルが高いこと以外はニセモノです」というガチガチの「エビデンス原理主義者」であれば、患者さんに紹介できる治療法や体操はほとんどなくなってしまうでしょう。けれども、ガチガチのエビデンス原理主義で多くの人の悩みに対応できるほど、エビデンスは揃っていません。そして、それは本来のエビデンスに基づいた医療（Evidence《エビデンス》 based《ベースド》 medicine《メディシン》）とも違うものです。

私は斬新なアイデアや先進的なアイデアでも、仮説レベルで提示しながら、検証を繰り返すことに意味があると思っています。ただし、その仮説にも医学的な根拠が必要とする立場です。**私はちょいエビデンスを仮説の根拠として集め、いろいろな体操を提案しています。**あなたの痛みが少しでも軽減されるためです。

○どうか「ニセ医学」に騙《だま》されないでください

あらゆる種類の医療情報が溢れている現代日本ですが、インターネットはもちろん、雑誌、書籍、テレビでも、専門医から見ると「テキトー過ぎるなあ」と眉をひそめる情報は数限りなくあります。まったくエビデンスがないのに、したり顔で語られています。

医学的な根拠として論文や研究がまったく示されていない主張は怪しいと思ってください。なかには「ある論文によれば……」「アメリカの研究によると……」などという漠然とした表現だけで、具体的なことが記されていない情報もたくさんありますが、惑わされないでください。はっきりした根拠が明示されていない情報は、すべて怪しむ癖をつけてください。

私がこの本で紹介する「歌島式〝ながら歩き〟法」には、すべて医学的な根拠、つまり「ちょいエビデンス」があります。

こんなうれしいコメントをいただいたこともあります。

「歌島先生の指導するエクササイズは簡単だし、生活に組み込んでいけます。それが当たり前になってくるのは魔法のよう。うれしいのは、医学論文をわかりやすく説明してくれるところです。なるほど、これは実証されているんだ！　とわかると、時間がたっても忘れないし、ちょっと腰が痛いからやろうと思えます」

さぁ、これから仲間として、ご一緒にやっていきましょう！

なぜ「歩きながらやる」が治療になるのか

○提案したいのは「歩くプラスα《アルファ》」

「歌島式〝ながら歩き〟法」は、とっても簡単です。**「歩きながら」するだけなので、毎日無理なくできるのです。**ただし、毎日無理なくできることですから、どうか毎日やってください。毎日続けなければ、効果は出ません。

毎日続ける。これが最も大事なことです。

何もしないでいて、痛みが和らぐことはありません。

でも、キツい筋トレをたまにやっても効果は出ません。

誰でもできる簡単な筋トレを、ほんの少しだけ、毎日やり続けることで、痛みはゆっくり変わっていきます。この本では、そのやり方と、根拠になるちょいエビデンスを示していきます。どうか信頼して、ついてきてください。

歩くのは、たったの10分でもいい

ただ歩くだけでも、ひざの軟骨のすり減りの予防や治療になります。すり減った軟骨が元に戻ることはないのですが、適度な刺激を与えれば、軟骨の組織はゆっくりと強くなるのです。

歩くことは、筋肉を動かすこと。筋肉を動かすことは、関節を動かすこと。**その関節に適度な刺激が与えられることで、関節は強くなっていきます。**

研究によれば、一日の歩数が1000歩増えると、変形性ひざ関節症（軟骨がすり減ってひざに痛みを生じる病気）の人が歩くときの機能障害のリスクが17％減ることがわかっています（＊2）。

では、一日に何歩ぐらい歩けばいいのでしょうか？　答えを言うと、何歩でもかまいません。毎日やれば、それでいいのです。

それでも「歩数の目安がほしい」と言う方には「10分でいい」とお答えしましょう。

群馬県中之条町で全住民（寝たきりの人以外）を対象にした「中之条研究」という有名な研究が、ヒントになるかもしれません。その研究では、一日7500歩（速歩きで17・5分）でサルコペニア（加齢によって体を動かす筋肉の量が減り、身体能力が低下した状態）による体力低下が予防できるという結果を得ました。さらに、運動の強度は高過ぎても低過ぎても良くなく、中強度運動が有効だということがわかりました。

日本の厚生労働省は、一日1万歩を勧めています。でも、そこまで歩く必要はなく、中之条研究からも、8000歩（速歩きで20分）で十分、それより短い10

分でも十分だと私は思っています。〝ながら歩き〟で負荷を足すのですから、本当に歩数にはこだわらなくてもいいでしょう。もちろん、速歩きにこだわる必要もありません。

ただし、たくさん歩ければ、それだけ効果は期待できます。歩いていて痛みがなければいくら歩いても大丈夫ですから、量を増やすことができればそれに越したことはありません。

それでも、歩くのが難しい人は、本当に10分でいいのです。「外出は５００メートル先のスーパーまで。それ以上は歩きたくない」という人は、それでいいのです。

ただし、その５００メートルを「普通にゆっくり歩くだけ」では、筋肉への負荷が少な過ぎます。**健康になるには、そして節々《ふしぶし》の痛みを和らげるには、５００メートルしか歩かない人も、もっと歩いている人も、「いつもの歩き方」にプラ**

スαして負荷をかけましょう。それでこそ「筋トレ」になります。

○歩くという動作を「全身運動」にする

「歩く」という動作には、足しか使ってないイメージがあるかもしれませんが、それは少し違います。普通にゆっくり歩くだけならそのイメージに近いのですが、いろいろやりながら歩けば全身運動になります。腕を前後に振るのも、慣性で腕が動くのに任せるのではなく、意識した動かし方をすれば負荷をかけられます。「わざわざやる」のではなく、いつも歩いているときに「歩きながらやる」ので、ついでにやれる手軽さがあります。

どんな「プラスα」かは少し後で紹介しますが、プラスαで動かすのは、

・体全体を安定させて下半身の関節を守るアウターマッスル
・上半身の関節を安定させるインナーマッスル

です。どちらもふだんあまり使っていない筋肉なので、少し動かすだけでも効果が期待できます。ふだん腹筋運動をやらない人なら、ほんの少しやっただけでも腹筋が痛くなるように、ふだん動かしていない筋肉に働きかければ、けっこう効くものです。

上半身のプラスαは、実は歩かずに、それだけやっても効果があります。でも、歩くと体が揺れて不安定になるので、それを安定させようと、それぞれ（腰、首、肩）のインナーマッスルが刺激されるので、効果が増すのです。

歩くことが「全身運動をする」一つのスイッチになると思ってもいいでしょう。

負荷は小さくていいから、量をやる

これからご紹介する〝ながら歩き〟では、強い負荷よりも、時間が大事です。負荷は小さくても、量をやれば筋肉は成長します。最初は5分でもいいのですが、慣れてきたらもっと増やしましょう。とにかく、毎日少しでも続けることが大事です。

ただし、やり過ぎにならないようにしてください。「筋肉を鍛える」ことと「筋肉を酷使する」ことを混同してはいけません。ほどよい「刺激」こそが必要です。そうでないと弱っていた筋肉が、健康を通り越してクタクタに疲れてしまいます。

関節にかける負荷は、強弱だけではなく、その関節がもともと持っている強さに合っているかどうかも考えられている必要があります。

「歌島式〝ながら歩き〟法」は、それぞれの関節による特徴にも配慮しています。

歩きながら、いろいろな筋肉を使う

私たちの体にはたくさんの筋肉があって、それぞれに役割があります。すごく高度な機能があるのに、ほとんどの人はそれをちゃんと使っていません。スマホや電子レンジと同じで、高性能・多機能なのに、いつも決まったことにしか使っていないのと同じです。

それではもったいない。筋肉は意識して使うべきで、意識して使えば、それまで思っていたよりも速く強く動かすこともできます。**「歌島式〝ながら歩き〟法」では、そういう使っていない筋肉を使うことになります。**

大事なのは、良いバランスで筋肉を使って、関節を鍛えていくことです。

良いバランスというのは、関節ごとに異なります。

たとえば、デスクワークでは手先でさまざまな作業をすると思います。実はそのとき、肩甲骨《けんこうこつ》まわりの筋肉はアンバランスに酷使されています。

デスクワークでは巻き肩や猫背の姿勢で固定されがちですが、そういう姿勢では肩甲骨の前の筋肉が酷使される一方で、背中側の筋肉はダラダラしています。これが典型的な肩こりの原因で、「バランスの悪い筋肉の使い方」の典型例です。

だからといって、「さあ、筋肉を動かしま

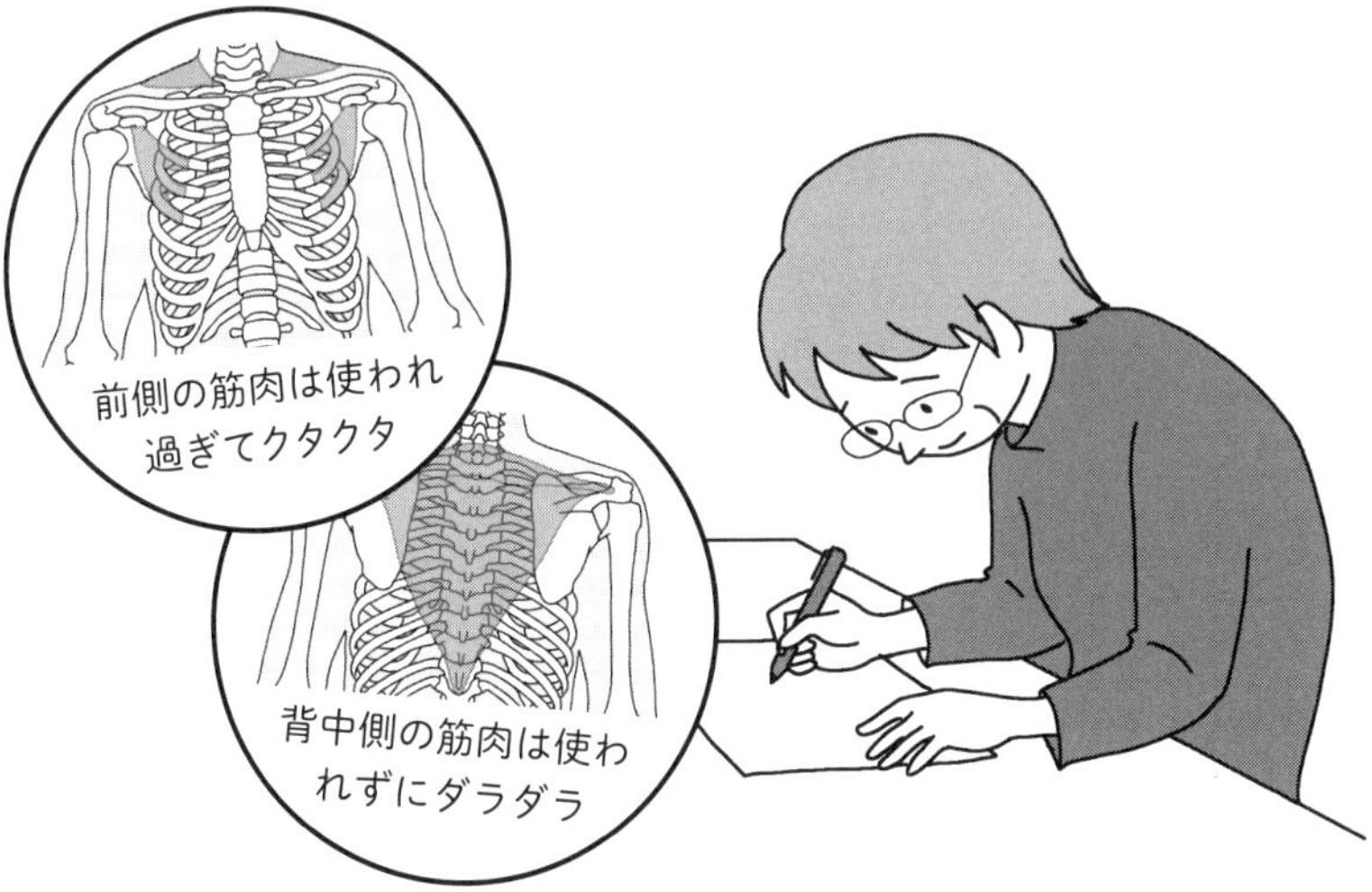
前側の筋肉は使われ過ぎてクタクタ
背中側の筋肉は使われずにダラダラ

しょう」「筋肉トレーニングをしましょう」と私が言っても、「そんなの、やりたくない」「やる時間もお金もない」と言う方が多いことでしょう。そういう方に、「じゃあ、歩きながら筋肉を鍛えてしまいましょう」というのが、歌島式です。

よく「歩くだけでいい」「健康にはウォーキングがおすすめ」と聞きますが、そういうウォーキングは運動不足を少しでも解消することが目的です。たしかに座っているだけ・立っているだけに比べれば、ただ歩くだけでも十分に身体活動量が高くなるので健康に悪いわけはありません。ですが、ただ歩くだけでは「筋肉を鍛える」という効果は期待できません。

ですから、より関節を強くするために、鍛えるべき筋肉に刺激を加える〝ながら歩き〟を提案しています。

誰でも「歩き方」は1歳から知っていますよね？「自分がどんな歩き方をしているか」などと意識せずに歩いています。いつのまにか癖がついていることにも気づいていないでしょう。ですから、ちょっと歩き方を意識して、そこに「ゆるやかな筋トレ」をプラスしてみるのです。プラスするのは、意識と少しの筋力だけ。とても簡単です。

ふだん使っていない筋肉を動かして、しばらく使っていない筋肉を、もう一度正しく働かせましょう。お金を払って整体や手術などを受ける前に、自分にあるものをちゃんと使いましょう。そうやって筋トレをすることが、関節を守ることになります。

筋肉が強くなれば、筋肉が動かしたり支えたりしている関節の組織も強くなります。関節の組織が強くなれば、痛みが去り、快適な日常生活が戻ってきます。

痛みを諦める必要はありません

皆さんの多くは、ひざ、股関節、腰、肩、首などの痛みで整形外科にかかった経験をお持ちでしょう。でも、痛みは解決しなかった……。だから、この本を手に取られたのではないでしょうか？

整形外科で治ることを諦めた患者さんは、整体などに行くか、家に閉じこもるか、2つのパターンに分かれます。

整体やカイロプラクティックなどに行けば、一時的に痛みは軽くなるかもしれません。けれども、その効果は長続きせず、また痛みが戻ってきます。保険診療ではないので、どんどんお金が飛んでいくのに、根本的な解決を得ることはできません。

家に閉じこもった人は、体を動かさないだけに痛みを感じなくなり、ある意味で楽かもしれません。でも、それも根本的な解決ではないことはおわかりになると思います。気づかないうちに体の内部ではどんどん老化が進んでいきます。いざ動いたときに感じる痛みは以前よりも強くなり、生活への支障も大きくなっていくでしょう。脅かしたくはないのですが、どうか痛みから目をそらさないでください。

巷《ちまた》で流布《るふ》する説を信じて体操やサプリメントを試したけれど、効果がなくて「何をやってもダメ」と諦めた人もいます。本当に世の中には素晴らしい治療家がいる一方で、医学的な根拠のない「ニセ医学」を真面目な顔で言いつのるいいかげんな人も数限りなくいるので、被害者が絶えません。もしかしたら、あなたもそうかもしれません。

このようなことに心当たりのある方に、私は伝えたいのです。

痛みを諦めないでください。「もう歳だから仕方ない」なんて思わないでください。

この本は、整形外科に一度見切りをつけた人、テレビやネット情報や噂に振り回されてがっかりした人に、おすすめの方法をお教えします。

意識的に、軽く動いているうちに、少しずつ筋肉が鍛えられ、筋肉に守られた関節の痛みが少しずつ減り、体を動かせる範囲が広がっていくはずです。

大事なのは、「軽く」動くこと。スポーツジムに行ってバキバキ動いては、かえって痛みが増し、体を壊すことになります。ほんの少しだけ、毎日やり続けて、ゆっくり変えていくのが実は近道です。

【参考文献】

＊ 1）Wilfong, J. M., Badley, E. M. & Perruccio, A. V. Old before their time? The impact of osteoarthritis on younger adults. Arthritis Care Res. (Hoboken) (2024).

＊ 2）Deyle, G. D. et al. Physical therapy treatment effectiveness for osteoarthritis of the knee: a randomized comparison of supervised clinical exercise and manual therapy procedures versus a home exercise program. Phys. Ther. 85, 1301–1317 (2005).

1章 痛みを軽くする方法を教えます

2章 みんなにやってほしい、2つの〝ながら歩き〟

3章
首、肩、背中に効く〝ながら歩き〟

4章 痛みの〝原因〟と〝対策〟を知りましょう

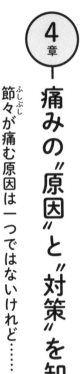

1章

痛みを軽くする方法を教えます

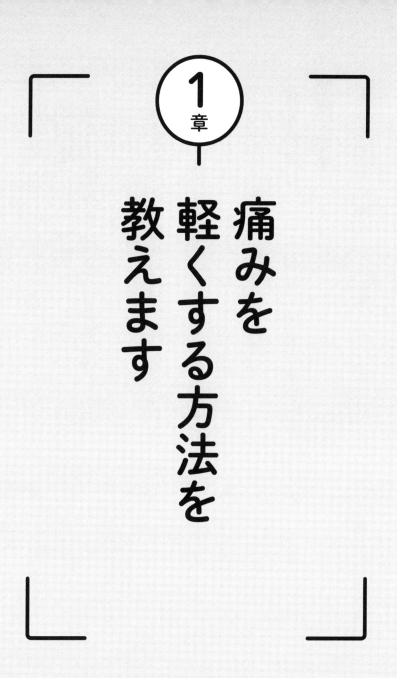

筋肉を「いい状態」にして、節々の痛みを和らげる方法

そもそも「節々《ふしぶし》の痛み」はなぜ起こるのか？

「歳をとると、節々が痛むようになる」とよく聞きます。あなたもそうですか？　歩くとひざが痛む。腕を少し動かすと肩が痛む……、つらい思いをなさっているのかもしれません。

「節々が痛む」というのは、「関節が痛い」ということ。つまり、「関節痛」です。

たいていの関節痛は、いつも痛みがあるのではなく「動かすと痛い」「昨日は

節々の痛みは関節の痛み

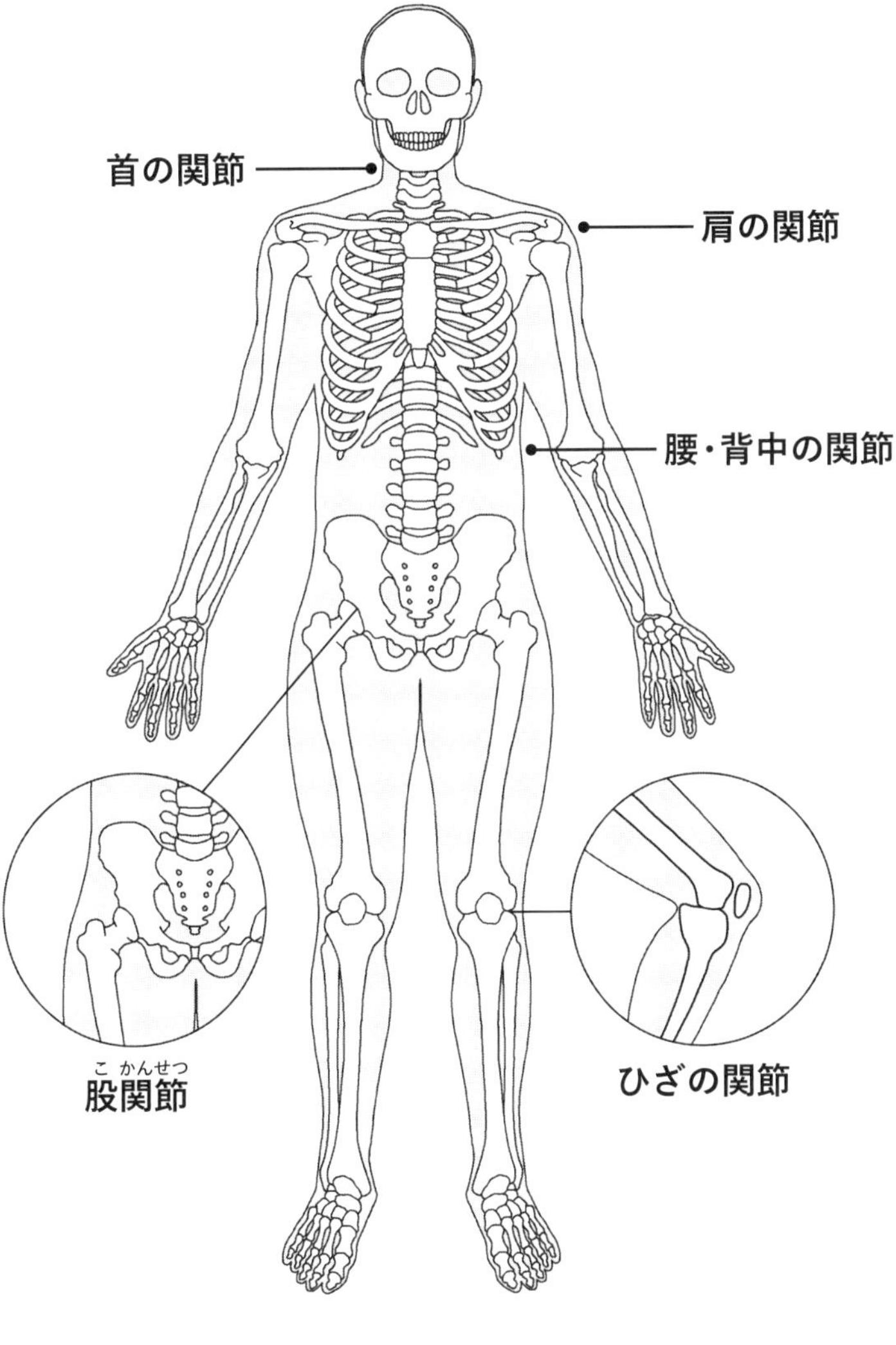

痛かったけど、今日は痛くない」などと、あいまいなことが多いものです。痛くて病院に行ったのに、なぜかクリニックでは痛まなかったりする……、いいのか悪いのか、少しやっかいな状態です。

ところで、「関節」という言葉は誰でも知っていますが、いったいどんなもので、どんな特徴があるのかをご存じでしょうか？ **関節は、骨と骨のつなぎ目にあたる部分です**。この関節があるから、骨をさまざまな方向に動かすことができるのです。

痛みの原因の一つは「筋肉」である

ところで、なぜ、あなたの関節は「痛む」ようになってしまったのかわかりますか？ 関節痛が起きる原因は、関節によっても違いがあるので単純には説明できないのですが、わかりやすく言えば、主に次の2つです。

関節痛が起きる主な原因

・軟骨のすり減り

・筋肉の衰え

軟骨というのは骨の表面に張り付いている組織で、「軟骨細胞」という細胞で形成されています。軟骨細胞は70〜80％が水分で、その他はコラーゲンなどでできています。

細胞なので、常に入れ替わる「新陳代《しんちんたい》謝《しゃ》」を繰り返しています。**けれども歳をと**

これが関節

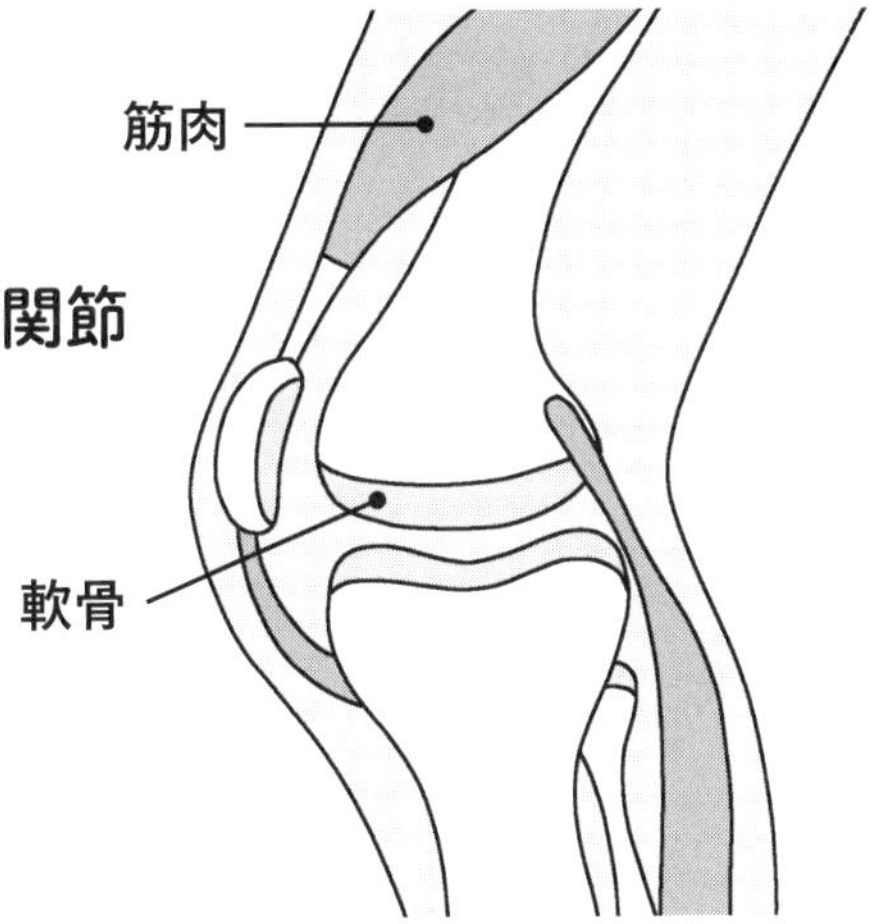

ると軟骨細胞の新陳代謝は衰え、その結果、軟骨がすり減っていくのです。

軟骨には神経が通っていないので、軟骨がすり減っただけでは痛みを感じません。しかし、軟骨がすり減ることで、少しずつ関節の構造は変わっていきます。そして、その関節の「周囲の組織」が軟骨や関節を守ろうとするのです。周囲の組織の代表格が「滑膜《かつまく》」です。滑膜は関節の中に栄養を届けているのですが、残念ながらすり減った軟骨を修復するまでにはなりません。滑膜は頑張り続けることになり、その結果、「滑膜炎《かつまくえん》」という炎症状態が続いてしまいます。

軟骨のすり減りが進むと、関節の痛みがわずかずつ増えると同時に、滑膜炎が起きているわけです（＊1）。

他にも複合的な要因はあるのですが、簡単に言えば、軟骨がすり減った結果として、関節の状態に変化が起こって痛みが出るのだと理解しておいてください。

筋肉は、立ったり歩いたり姿勢を保ったりするだけでなく、血流を促す大事な組織で、全身に約４００個もあります。

残念ながら「筋肉の量」は、加齢、運動不足、栄養不足、病気などによって減っていきます。筋肉の量が減って「筋肉の力（筋力）」が衰えると、つまずきやすくなったり、猫背になったり、すぐに疲れたりします。**そのように弱った筋肉は、関節を守ることができなくなり、それも関節痛の原因になるのです。**

関節痛が起きる主な原因は、「軟骨」と「筋肉」の衰えだということをまず知ってください。つまり、節々が痛む人は、衰えた軟骨と筋肉を若返らせればいい！と言いたいところですが……。

残念ながら、「軟骨の衰え」はなかなか防げません。そして、一度衰えたら回復させることができません。

なぜ、軟骨の衰えはなかなか防げず、回復させることができないのでしょうか。

それは、軟骨に神経が走っていないことと関連します。神経が走っていないので、軟骨が少し傷んだぐらいでは、痛みを自覚できません。痛みは体を守るシグナルでもあるのですが、そのシグナルが働きにくいのです。神経どころか血管も走っていないので、軟骨を修復する栄養も届きにくい構造になっていると言えるでしょう。

一方で、「筋肉の衰え」は自分で防ぐことができます。たとえ筋肉の量が減ってしまった人でも、動かせばその量を回復させることができます。

いわゆる「筋力トレーニング（筋トレ）」をすれば、筋肉の量を徐々に増やしていくことはできるのです。筋肉の量が増えれ

ば、関節が守られて痛みが消えていきます。

伝えたいのは「筋肉をいい状態にする」簡単な方法

本書では、衰えた筋肉を無理なく鍛えて「いい状態」に回復させることで、関節の痛みを和らげる方法を伝授します。

衰えた筋肉を鍛える方法は世の中にたくさん流布《るふ》していますが、なかには「いいかげんな情報」だったり、「正しいけど簡単にはできない方法」だったりするものが少なくありません。本書で紹介するのは、本当に簡単で、誰にでも、毎日できる方法です。

さて、筋肉を「いい状態にする」または「いい状態に回復させる」には、少しずつでいいので「毎日きちんと動かす」ことが必要です。

「毎日動かす？」「毎日運動しなくちゃいけないの？」と思いましたか？

心配しないでください。たいていの人は、そんなに生真面目に運動を続けられないことを私は知っています。なぜなら、私こそが運動を続けられない一人だからです。**だからこそ、本書は「毎日やるべきこと」ではなく、「毎日できること」を提案します**。

「さあ、やろう」と決意してやるのではなく、「毎日やっていること」に少しだけプラスα《アルファ》するだけの簡単な筋トレです。だから、毎日できるのです。


それによって若い頃の体に戻るわけではありませんが、痛みが和らいで、その機能が十分に発揮されるような筋肉にすることはできます。20代の頃と同じ体でなくても、立ち上がる、歩く、駆ける、手を伸ばすなどの動きが、痛みなく自然にできるようになればいいですよね？

本書で紹介する「ながら歩き法」は、とっても簡単です。「歩きながら、軽く○○をする」だけなので、毎日無理なくできます。

「ただ、たくさん歩く」のではなく、「変わったポーズで歩く」のでもなく、「何かで負荷を強くかけながら歩く」のでもありません。

毎日の、いつもの「歩き」に弱い負荷をかけるだけで、効果的な「筋トレ」にしてしまいます。外出を控えている人は家の中でやればいい、というくらい気楽なものです。

「正しく動かしていない筋肉」はクタクタかダラダラになる

○筋肉は使わないのも使い過ぎるのも〝痛み〟のもと

誰でも歳をとれば筋肉が衰えていきます。たいていの高齢者の筋肉は、「クタクタ筋」か「ダラダラ筋」のどちらかになっているはずです。

「クタクタ筋」というのは、「とにかく体を鍛えないと」と思ってスポーツジムに通い、バーベルなどのハードな筋トレを続け、そのやり過ぎで腱《けん》（筋肉の先端にある筋で、関節を動かすところ）が切れたり、同じような体勢を我慢し続けて硬くなったりした筋肉です。

姿勢が悪くて巻き肩や猫背やいかり肩になっている人も、肩こりの原因になる筋肉が常に緊張を強いられているので、そこもまたクタクタ筋になっているでしょう。

「ダラダラ筋」はその逆で、「運動なんかしなくても生活に支障はない」からと何もしないで月日を過ごしているうちに、すっかり緩んでしまった筋肉です。

運動を心がけている人でも、使わない筋肉については緩んでいるはずです。そのようなダラダラ筋は怠け癖がついていて、弱くなる一方です。

運動を「やり過ぎてしまった人」も「怠けてきた人」も、どちらも加齢とともに筋肉の力が弱り、関節の痛みが出るのが普通です。

あなたがどちらのタイプにしても、ほとんどの人は日常の生活や姿勢で、筋肉の使い方がアンバランスになっています。

アンバランスというのは、使い過ぎのクタクタ筋と、使わな過ぎのダラダラ筋の両方があるということです。

姿勢が悪くて肩こりになるのは、肩甲骨の前がクタクタ筋で、背中側はダラダラ筋になっている、アンバランスの典型例です。

クタクタ筋もダラダラ筋も、ほうっておいて「いい状態になる」ことはありません。むしろ節々の痛みが増していくだけです。

やがて体のあちこちを動かすことが難しくなり、日常生活が危うくなります。

少しずつ痛みが増して、当たり前にできていたことがどんどんできなくなる……。

できれば避けたい事態ですよね？

だいじょうぶ。そんな事態は「歌島式〝ながら歩き〟法」で避けることができます。

痛みのもとはクタクタ筋とダラダラ筋

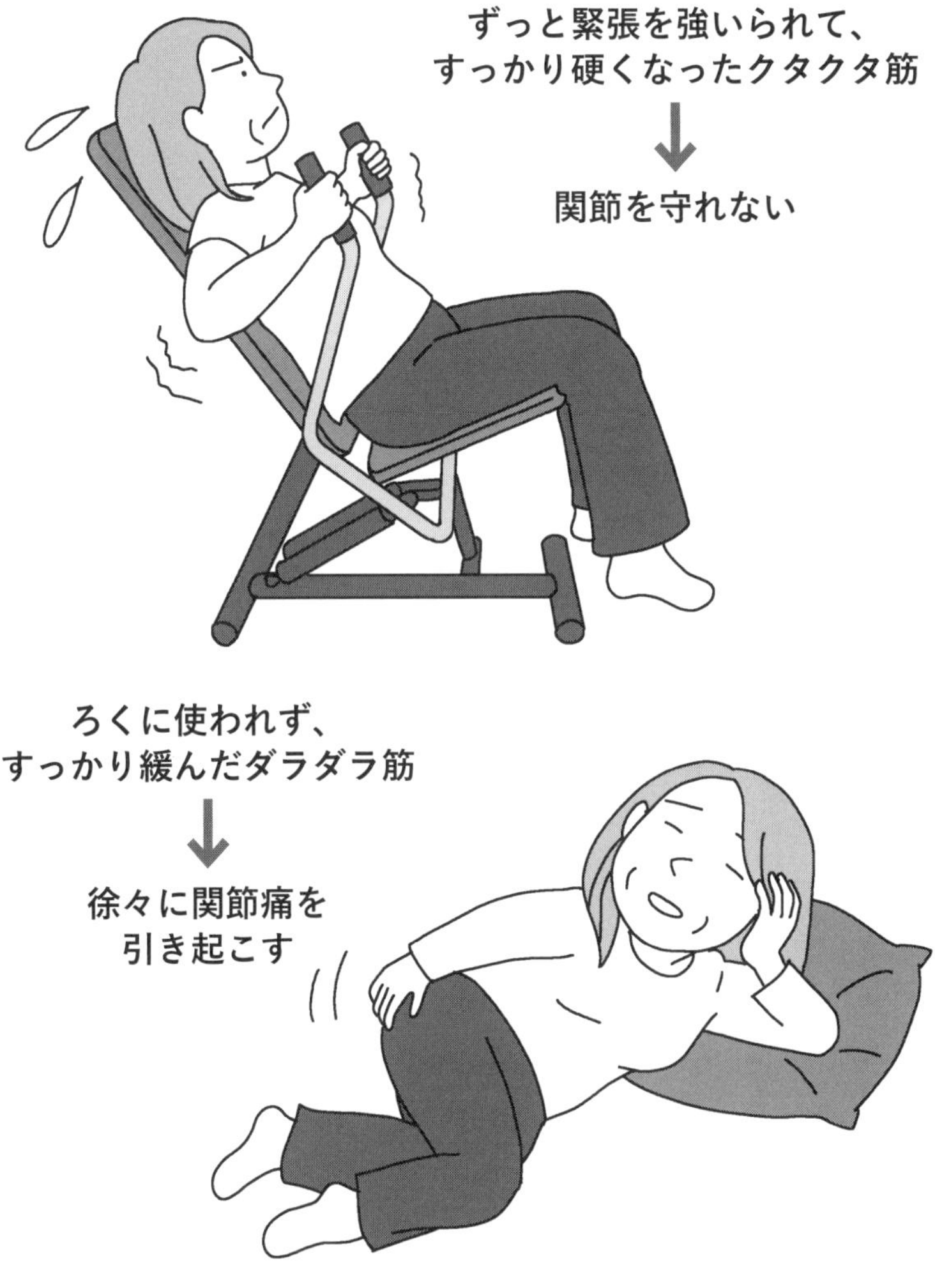
ずっと緊張を強いられて、
すっかり硬くなったクタクタ筋
↓
関節を守れない
ろくに使われず、
すっかり緩んだダラダラ筋
↓
徐々に関節痛を
引き起こす

ダラダラ筋を起こしてクタクタ筋をケアしない限り治らない

あちこちの関節が痛むのは、そこの筋肉が「クタクタ筋」か「ダラダラ筋」になったからだとも言えます。

徐々に起こってきた関節痛は、怠け癖のついたダラダラ筋に包まれた関節の周辺から出る痛みです。怠けて眠っているダラダラ筋を起こさない限り、関節の痛みは治りません。

クタクタ筋も、自分自身が弱っているのですから、そのままでは関節を守ることができないままです。

「歌島式〝ながら歩き〟法」はクタクタ筋を優しくケアして、ダラダラ筋を少しずつ鍛えます。とても簡単で、医学的に根拠のある動きなので、信頼して取り組めます。

どんなに歳をとっても、筋肉は鍛えられる

2章から紹介する「歌島式〝ながら歩き〟法」は、基本的に「筋肉を動かす」ものです。

小さな動きですが、筋肉がぎゅっと縮んでは緩む「収縮と緩和の繰り返し運動」なので、筋肉に適度な刺激が与えられて、血流も良くなります。

かつて、筋肉は歳をとったら弱くなるだけだと信じられていた時代がありました。

20代をピークに、その後は衰える一方だと聞いたことがあるのではありませんか？　**けれども近年の研究によって、どんなに歳をとっても筋肉は鍛えられることがわかっています。**

65～75歳の男女と85歳以上の男女に長時間の運動トレーニングをしたところ、

その効果に差が認められなかった、という研究もあります（＊2）。大人の体でも成長できるのです。

もちろん、老化は避けられません。けれども、「老化」と同時に「成長」することはできるのです。

高齢であっても、痛みがある状態をマイナスだとしたら、マイナスをゼロに戻すだけではなく、ゼロからさらにプラスに右肩上がりの成長カーブを描くことを目指していいのです。

だいじょうぶ、きっとできます！

こんな声を聞いたことがあります。

若い頃から、体を動かすことよりも、家の中で手芸をするほうが好きだったという70代女性。少し太り気味だということもあるのか、10年ぐらい前から、少し動くとひざが痛むようになったそうです。一戸建てに住んでいますが、階段を上がるのが大変なので、2階に住む息子さんの部屋には、もう何年も行っていないそうです。

ご主人が亡くなってからは、散歩に連れ出してくれる人もなく、外出らしい外出は本当にしなくなったそうです。息子さんから「歩いて7分なんだから、スーパーぐらい自分で行くほうが体にいいよ」と言われるそうですが、そう言いながらも買い物に行ってくれる優しい息子さんに頼りっぱなしだそうです。


ひざを動かすと痛い。痛いから動かないようにしている……、よくわかります。動かさなければ、痛むことは少ないですからね。

でも、本当に今のままの生活でいいのでしょうか？　家の中なのに、行けない所があるのは寂しくありませんか？　スーパーで、自分の手で取ってお買い物をしたいはずです。本当は好きなだけ家の中を歩き回って、スーパーにもご自身で行きたいと思っているのではないかと想像すると、胸が痛みます。

大丈夫。**動かしていなかったところを、少しずつ、優しく動かしていくことで、ひざの痛みを軽くすることはできます。**

どんなに歩かないといっても、お手洗いには行くでしょう。台所に立って、冷蔵庫から何かを取り出したり、お皿を食器棚に片付けたり。

そのほんの数歩を、トレーニングの時間に変える方法があるのです。

その数歩が1分間になり、10分間になり……そうなる頃には、2階に上がる勇気も、スーパーに出かけてみようという気持ちも、自然に湧いてくるはずです。

だから弱った筋肉を、優しく鍛えよう

○痛みをほうっておいてはいけない

関節痛がある人は、痛みを避けるために動かなくなりがちです。あなたは、そうなっていませんか？　でも、そのまま動かないでいると、体の活動量が減って運動不足になり、その結果、筋肉の力（筋力）が落ちます。**弱くなってしまった筋肉は、「関節に適度な刺激を与えて、関節を守る」ことができなくなります。**「関節を支える」ことも難しくなり、結果として関節痛がますます悪くなるという悪循環に陥ります。痛みから解放されるために、どうか筋力を落とさないでください。

筋力の低下は、関節痛であなたをつらくさせるだけではありません。

筋力の低下は、あなたの「寿命」を縮めます。筋肉の量が減ると、さまざまな病気にかかりやすくなるからです。研究でも、筋肉量の割合が高い高齢者ほど、死亡リスクが低いことが報告されています（＊3）。

筋力の低下は、あなたの「健康寿命」（健康上の問題による制限がなく生活できる期間）も縮めます。たとえば、筋肉が減ると転倒リスクが高まり、一度転ぶと寝たきりになってしまうこともあります。それで長生きができたとしても、「寿命」と「健康寿命」の差が大きくなるばかりです。

筋力の低下は、ＱＯＬ（Quality《クオリティ》 Of《オブ》 Life《ライフ》：生活の質）も低下させます。関節痛がひどくなる、以前はできていたことができなくなり、いろいろなこと（身のまわりのこと、趣味、交友関係など）を諦めざるを得なくなるのです。

痛みが健康寿命を縮めてしまう

平均寿命　健康寿命（日常生活に制限のない期間の平均）

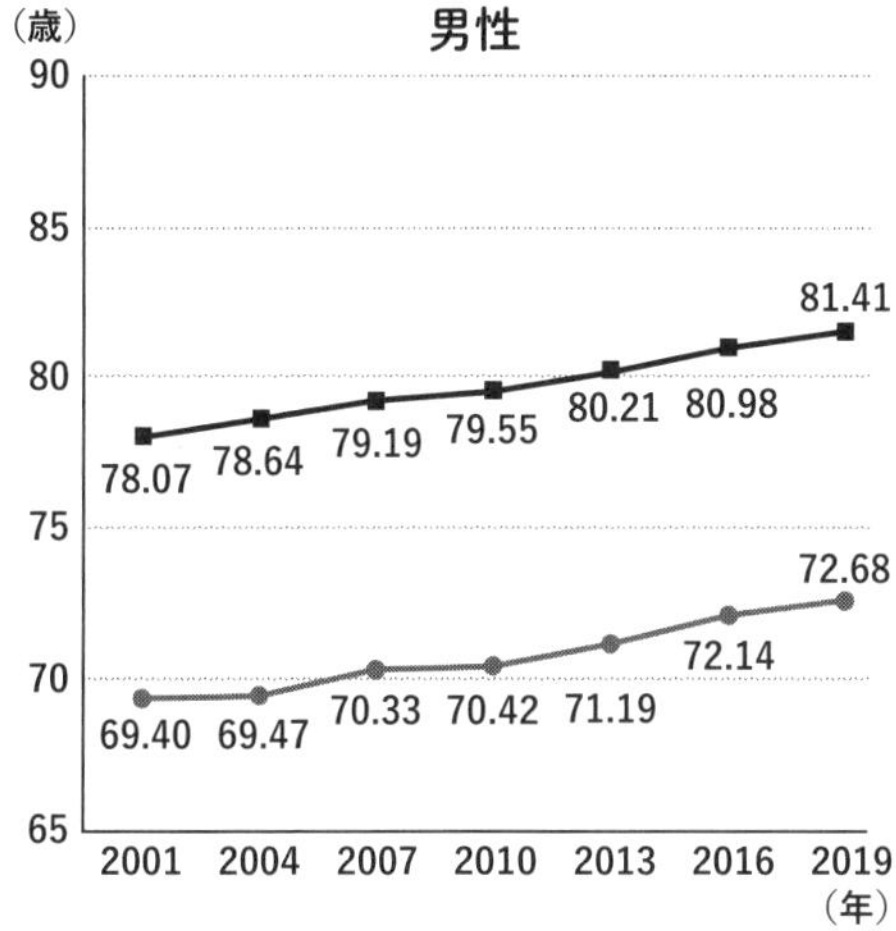

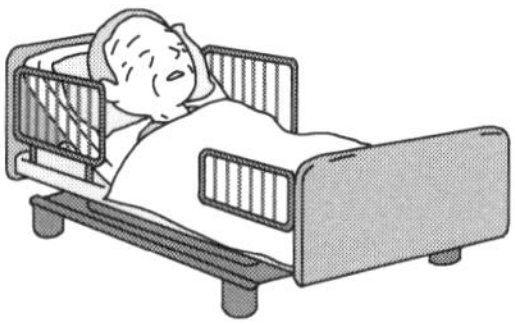

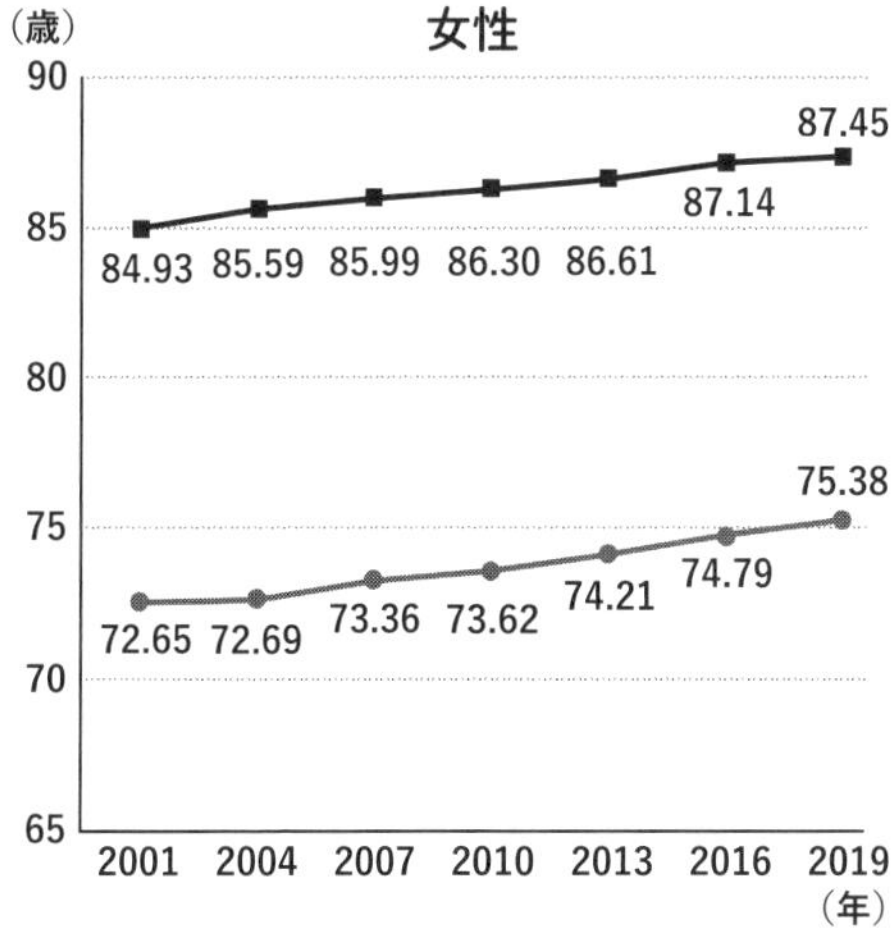

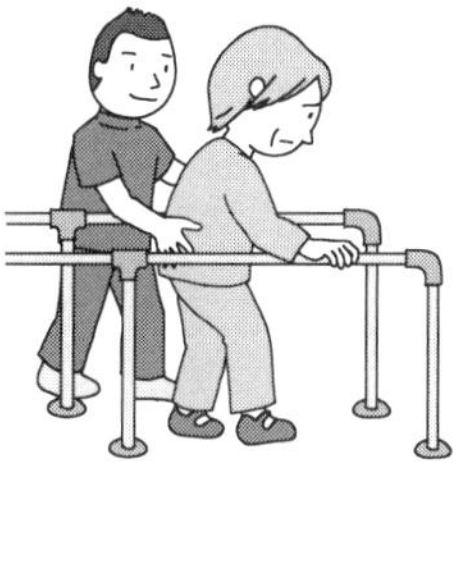

必要なのは「ちょうどいい刺激」

筋肉は、使わなければ衰えて、その筋力は弱くなる一方です。筋力が弱くなれば、そこにある関節に負荷がかかります。ダラダラ筋につながった関節は、悲鳴を上げることになります

筋肉は、使い過ぎれば疲れていき、やがて壊れます。そうなっても、そこにある関節に負荷がかかります。クタクタ筋につながった関節もまた、悲鳴を上げることになります。

筋肉を使うにあたっては、「過不足」のどちらもダメなのです。

筋トレで適切な範囲の負荷をかけることができれば、「ちょうどいい刺激」になって、筋肉は守られて、関節も強くなります。

「運動習慣が健康にいい」ことは医学的にも検証されています。適度な運動をしていれば、筋肉や関節が適度に動かされます。適度に刺激を受けて強くなった筋肉や関節は、あなたの痛みを和らげていきます。

上半身はインナーマッスルを鍛えれば、関節が安定する

筋肉には、表面にある「アウターマッスル（表層筋《ひょうそうきん》）」と、深いところにある「インナーマッスル（深層筋《しんそうきん》）」があります。

アウターマッスルとインナーマッスルは、場所だけではなく役割が違います。

アウターマッスルは「関節を力強く動かせる筋肉」です。瞬発的に動いたり、力強く動いたりできます。大きな力を生むことができるので、大きな力が必要な関節の周囲に必要な筋肉です。

特に大事なのは、下半身のアウターマッスルです。下半身の筋肉は体全体を支え、体全体を移動させないといけないので、どうしても大きな力が常に要求されます。

インナーマッスルは「関節を安定させる筋肉」です。**インナーマッスルがしっかり働いていれば、アウターマッスルが動かしている関節のケガを防ぐことができ、身体の動きがスムーズになります**。

ところが、このインナーマッスルを使えていない人が多いのです。

インナーマッスルも、アウターマッスルも、どちらも鍛えれば強くなります。

あなたがアスリートであれば、両方を鍛えるといいでしょう。

けれども、「節々の痛みを取ること」「今よりも健康になること」が目的なら、下半身はアウターマッスルを、上半身はインナーマッスルを鍛えてください。

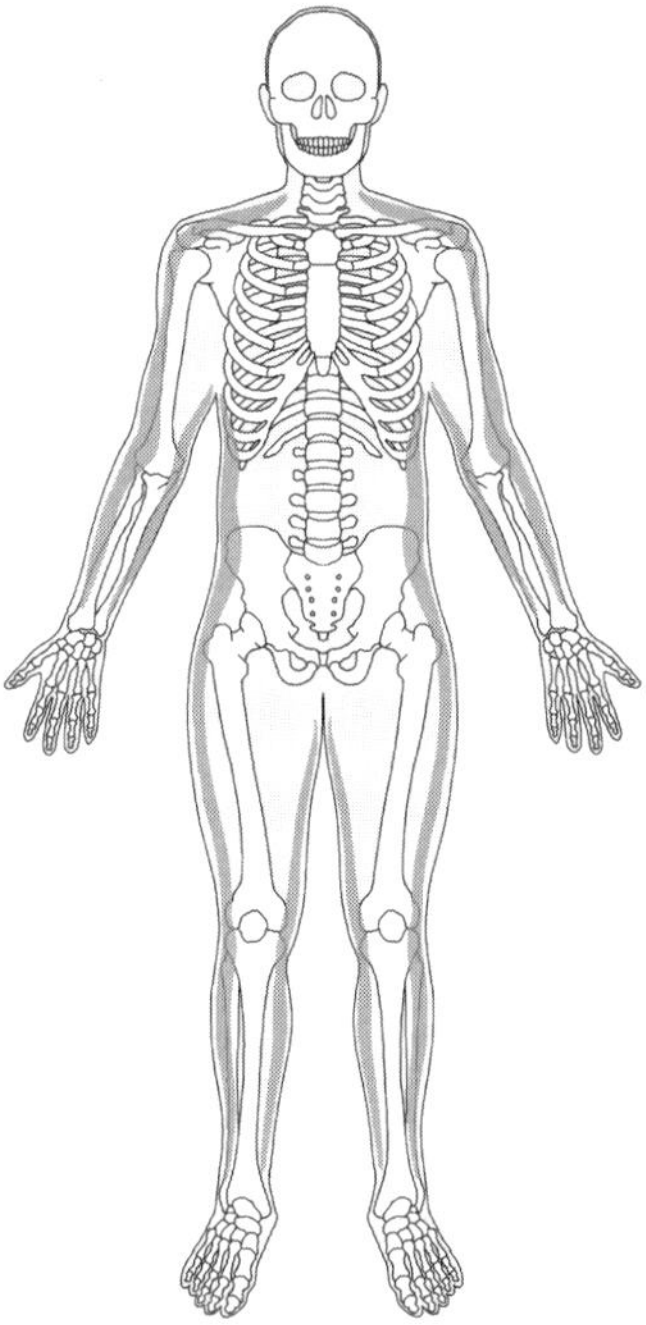

体の表面にある
アウターマッスル

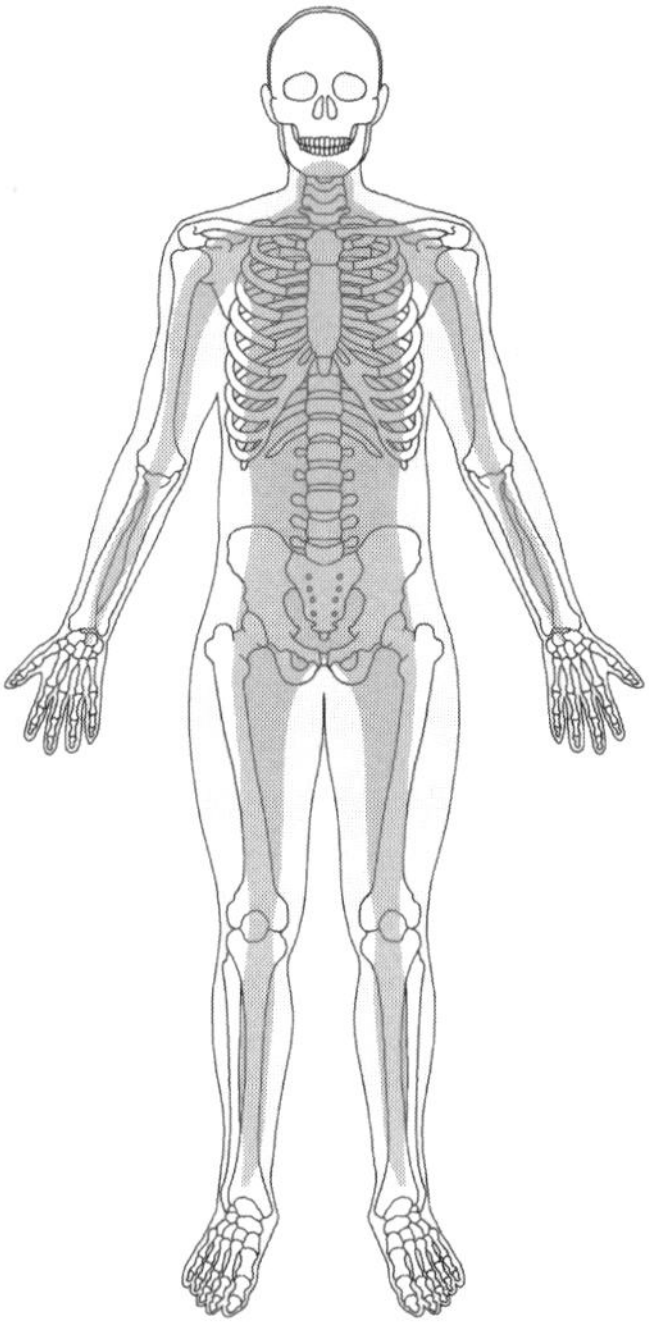

体の奥のほうにある
インナーマッスル

	アウターマッスル	インナーマッスル
筋肉の力	大きい	小さい
役割	体全体を安定させる	関節を安定させる
特徴	瞬発力	持続性
例	大腿《だいたい》四《し》頭筋《とうきん》	腹横筋、内腹斜筋、横隔膜筋、多裂筋

下半身のアウターマッスルを鍛えると、体全体が安定します。上半身のインナーマッスルを鍛えると、関節が安定します。

「歌島式〝ながら歩き〟法」は、そのように設計されています。

ところで、あなたは「太極拳《たいきょくけん》」をなさったことがありますか？　太極拳の特徴は、腰をかがめて、いろいろなところを回旋させながら、ゆっくり動くことです。腰を落としてひざを曲げることで、下半身のアウターマッスルに常に負荷をかけつつ、さまざまな関節をゆっくり回旋させるように動かすことでインナーマッスルも鍛えます。

実は「歌島式〝ながら歩き〟法」を実践すると、太極拳と同じような効果があるのです。

“ながら歩き”で働きかける関節と筋肉

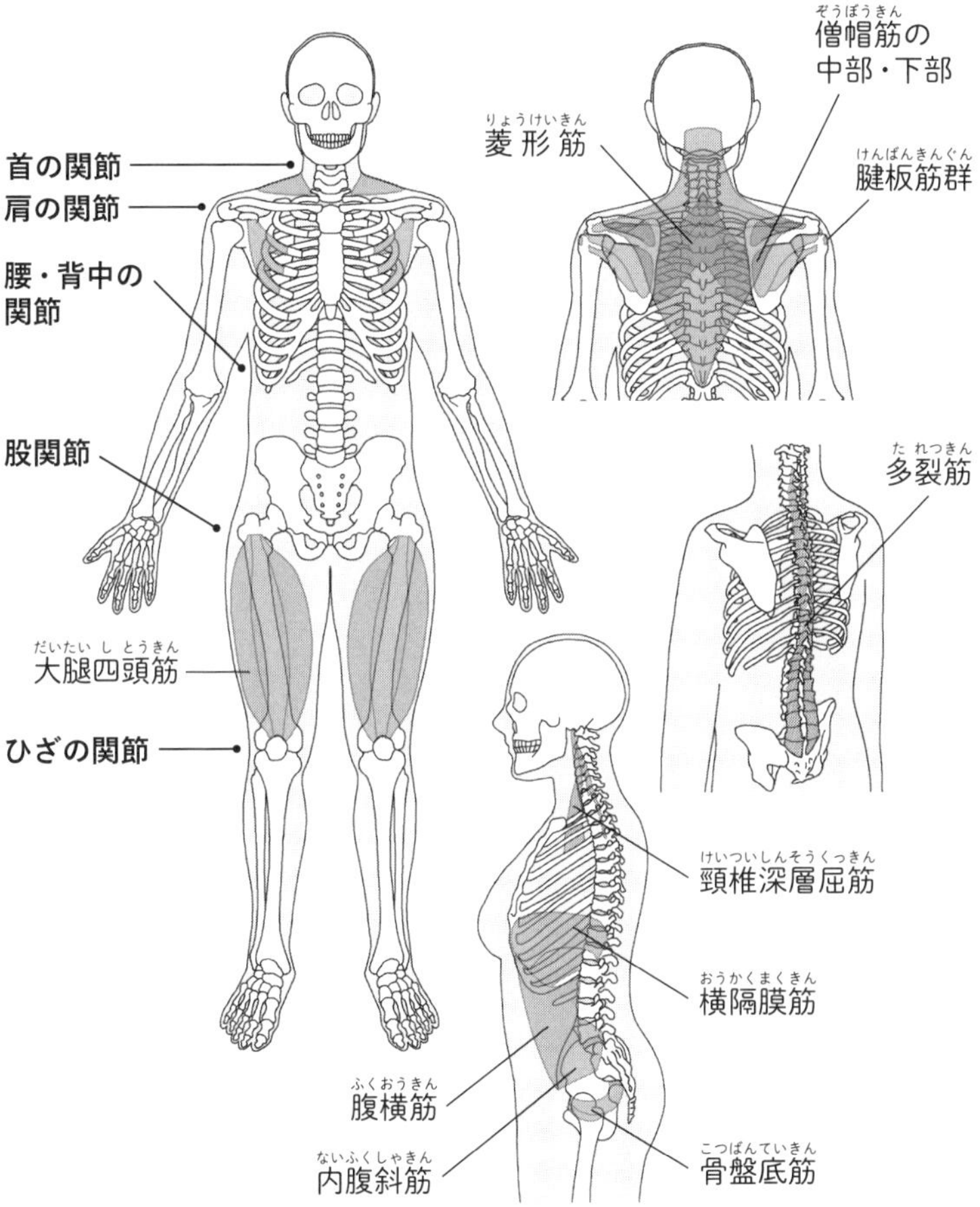

関節を守るのは〝弱い負荷〟をたくさんかける筋トレ

筋肉を鍛えることが大事だと述べてきましたが、筋トレの負荷が大き過ぎると筋肉を傷めるリスクがあります。**さらには関節を傷めるリスクもあります。**

これは、患者さんを見ながら私が日々痛感していることです。筋肉を鍛えるために懸垂や腕立て伏せをしたり、スポーツジムで重いバーベルを持ち上げたりした結果、体中がクタクタ筋になってしまった患者さんを私はたくさん診てきました。ジムでベンチプレスやショルダープレスなどをやり過ぎて、肩の腱板断裂《けんばんだんれつ》（214ページ）になる人も本当に多いのです。

その一方で、全然運動をしない人の筋肉は、すでに弱くなっています。そういう人が急に筋トレをすると、本人は「少しやった」つもりでも、やり過ぎになってしまいます。

逆に言うと、そういう人は「軽く」動かすだけで効果があるのです。できる範囲で、根気強くやっていくことで、効果が出るのです。

「やり過ぎては傷める」「軽く動かすだけで効果が出る」という事象は、筋肉だけではなく、関節にも当てはまります。

負荷をかけ過ぎると、関節は壊れてしまいます。けれども関節をまったく動かさなければ、関節は弱くなります。関節が弱くなっている人は、少し動かすだけで「やり過ぎ」になってしまいます。適切な負荷をかけてこそ、関節も強くなります。

あなたは筋骨隆々の体になりたいわけではないですよね？

節々の痛みがなくなって、健康寿命が延びることを望んでいることと思います。そうであれば、弱い負荷をたくさんかけるのがベストです。

強い負荷をかけると、逆に関節を傷めてしまうことを肝に銘じてください。

若い頃は野球に熱中していたという80代の男性がいます。甲子園には行けなかったけれど、練習すればうまくなる、弱点は克服できる、なにより努力は裏切らないことを学んだそうです。

ところが社会人になってからは、いつのまにかスポーツから遠ざかってしまったそうです。その代わり夜の付き合い酒が増え、気がつけば、すごいビール腹に……。

これではいけないと一念発起して、定年退職後に近所のスポーツクラブに入会したそうです。昔のスポ根を思い出して筋トレに励んだのですが、数年前に腕がおかしくなって整形外科に行ったところ、腱板断裂《けんばんだんれつ》だと診断されてしまったとか。以来、怖くなって、クラブは退会。もう何もしていないそうです。

せっかく張り切って筋トレに挑戦したのに、どれほどがっかりされたことでしょうか。そういう人は珍しくありません。ジムでパーソナルトレーニングを受けて自分を激しく追い込んだら腰を傷めたとか、ベンチプレスで肩鎖関節炎《けんさかんせつえん》になったとか。腱板断裂もよくあります。

大人の筋肉にとって大事なのは、焦らないこと。**筋肉をゆっくり、優しく、少しずつ鍛えていけばきっと良くなります**。

大丈夫。筋肉は裏切りません。幾つになっても変わります。若いときのスポ根とは違いますが、優しくゆっくり変えていくことはできますよ。痛みをなくして、今の年齢に合った運動を、本書の中で見つけていただけるはずです。

「強い関節」は強い筋肉によって作られる

ここで「関節の強さ」について、簡単に考えてみましょう。

たとえば「五十肩」は、関節を取り囲んでいる関節包《かんせつほう》というところが傷んだり炎症したりして、分厚くなってしまった状態です。「腱板断裂」は、関節を取り囲んでいる腱板（板状になった腱）が断裂してしまった状態です。「変形性ひざ関節症」は、軟骨のすり減りで起きた滑膜炎が主体です。このような五十肩、腱板断裂、変形性ひざ関節症が「関節が壊れてしまった状態」だとすれば、負荷をかけても、そうならない状態が「関節が強い状態」だと言えるでしょう。

耐えられる負荷は関節によって違いますが、負荷をかけても傷まないのが「長持ちする強い関節」です。

インナーマッスルを上手に使えて、安定的に動く肩なら、「肩の関節が強い」

と言えます。たとえば、ひざのアウターマッスルが強くて、ひざの上流である股関節、骨盤《こつばん》、体幹《たいかん》が安定して、ひざがグラグラせずに体を移動させることができる状態であれば「ひざの関節が強い」もしくは「強くなる状態」と言えます。そういうひざは痛みが出にくく、軟骨のすり減りも食い止めることができます。

このように、必要な筋肉が強くなることによって、関節まわりに変化が起こることが「関節が強くなる」と言っていいでしょう。

○筋トレの効果は「筋肉→関節」の順で表れる

「歌島式〝ながら歩き〟法」をすれば筋肉が鍛えられ、ひいては関節が強くなります。ただし、「痛みが和らぐ」という関節への効果は、筋肉への効果よりも遅れて表れます。

筋肉が太くなったり強くなったりするのは、３カ月くらいで実感できます。ですが、関節まわりの組織（腱《けん》、靭帯《じんたい》、軟骨など）が強くなるには、そうとう長い期間がかかります。

関節が強くなった実感は、筋肉が強くなった実感よりも後にきます。関節が強くなるとは、負荷がかかっても痛みが出にくい状態になることです。その状態になるには、筋肉が強くなった結果として関節まわりに変化が起こるという時間が必要です。

また、「関節まわりの変化」は筋肉のようにわかりやすく太くなったり大きくなったりするわけではないので、痛みが軽減するということ以外は実感しにくいというのも知っておいてください。

関節に対する筋トレの効果は、長いスパンで考えてください。

気長に効果を待ち、根気よくエクササイズを続けることが、良くなる秘訣です。

関節まわりの組織

ひざ関節を正面で見ると…

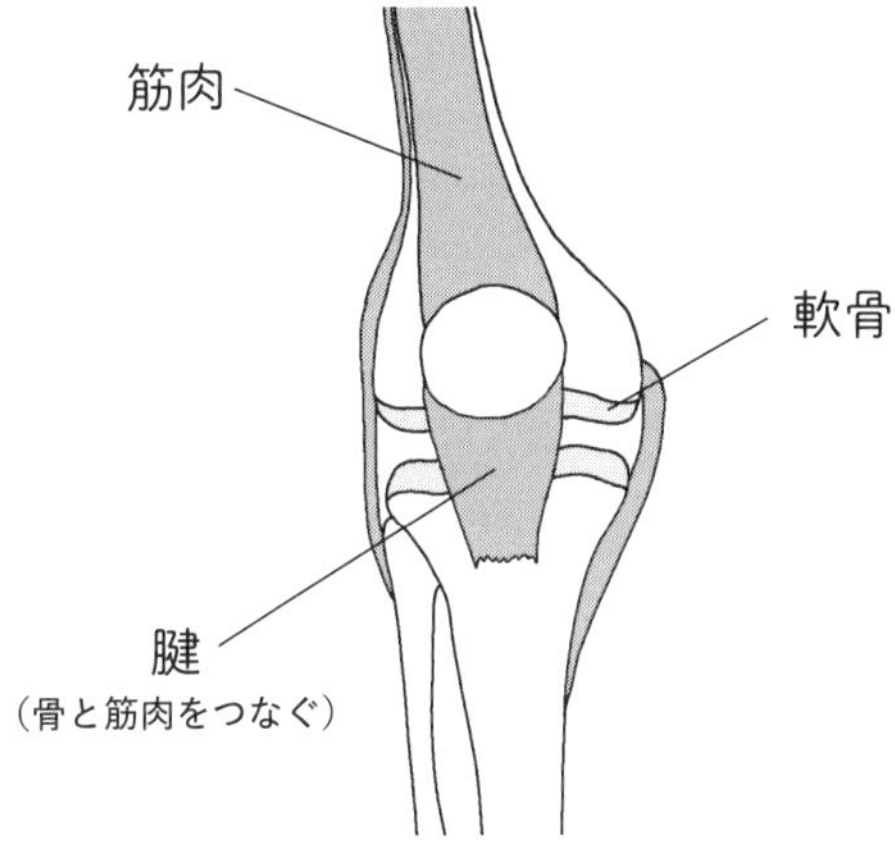

ひざ関節を横から見ると…

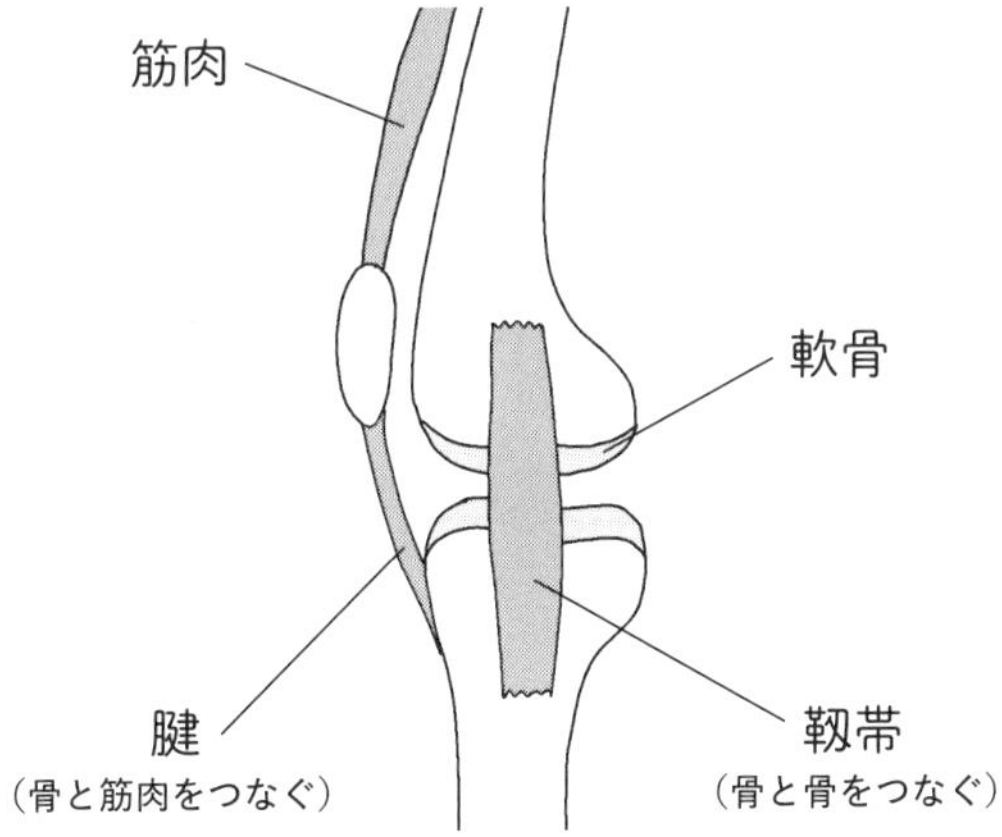

数週間で効果を得られる痛みもありますが、半年ぐらいでは効果は出ない痛みも多々あります。最低でも3カ月から半年やること。そうすれば、変わっていく実感を得られるでしょう。

関節の痛みがすぐになくならなくても、心配したり焦ったり諦めたりしないでください。あなたの実感がなくても、体の中では徐々に良いほうに向かっているのですから、毎日続けることが大切です。

「楽しい習慣」にしてしまいましょう。そのためには〝ながら歩き〟が簡単でベストな方法です。

そんなに長くかかるの？　と憂うつになりましたか？　だいじょうぶです。**2週間もすれば、歩いているときの意識が変わり、知らず知らずのうちに良い姿勢**

で歩いているという変化を感じるでしょう。

また、1カ月もたたないうちに「効果の実感」を得られる場合もないわけではありません。

たとえば、ひざの軟骨のすり減りに対する運動療法（自宅であってもクリニックで指導を受けながらでも）によって、4週間で痛みの改善が見られたという論文もあります（＊4）。

少しの痛みや動きにくい関節が、このくらいの期間で改善する例もあるのです。

残念ながら、楽して関節痛リセットは難しい

○サプリメントでは根本的な対策にならない

関節の痛みに効くとして、「グルコサミン」「コンドロイチン」「コラーゲン」などの言葉をテレビコマーシャルや新聞広告でよく見聞きしますね？　そういう成分を含んだサプリメントは薬品会社からたくさん発売されています。もしかすると、あなたもいろいろなサプリメントを試してこられたかもしれません。

けれども、変形性関節症の患者さんにグルコサミンのサプリメントがどう影響するかを調べたところ、効果には乏しかったという研究論文があります。プラセボ（偽薬《ぎやく》）と比較して、グルコサミン、コンドロイチンは関節痛を軽減させず、

関節腔《かんせつくう》（関節の空間：狭くなると痛みが出て、動きが悪くなる）が狭くなることにも影響を与えないことが報告されているのです（＊5）。

そもそもサプリメントには、明確な定義がありません。サプリメントは特定の成分が濃縮されたもので、錠剤のような形をしているものもありますが、「薬」ではありません。いわゆる「健康食品」の一つにすぎないのです。

ですから、大きな効果を期待しないでください。もしも、その成分が本当に効くのであれば、「医薬品」になっているはずです。医薬品ではなくサプリメントとして発売されているのは、その成分が本当に効くという研究論文がない（＝エビデンスレベルが高くない）からです。

残念ながら、今のところサプリメントで軟骨を保護できたというエビデンスはありません。「軟骨成分を補うことで、軟骨のすり減りを防げる」などと謳《うた》っているものは、「ニセ医学」です。軟骨成分を口から摂取したからといって、軟骨のすり減りは防げません。

私はユーチューブで医療情報を発信していますが、そのユーチューブチャンネルには一般の人20万人近くのほかに、数千人の医師も登録して視聴してくれています。

2023年にそのチャンネルで、アンケートを実施しました。

「お医者さんにお聞きします！　あなたが『この分野は最もニセ医学・ニセ医療が多い』と感じている分野はどれですか？」

という医師向けのアンケートです。その結果、「サプリメント・健康食品業界」が最多で、57％もいることがわかりました。

医師の多くは食事が健康に重要であると認めている一方で、食事やサプリメントに過度の健康効果を期待してしまう人が多いことを問題視しています。

どうか、サプリメントに過大な期待をするのはやめてください。かけたお金に見合う効果を、サプリメントに期待しても失望に終わるでしょう。ニセ医学に騙《だま》されてはいけません。

「筋肉を維持する」と謳っているサプリメントもありますが、筋肉を維持するには、「筋肉を使う」「筋肉を鍛える」ほうがはるかに効果的です。「サプリに依存する」のではなく、「自分で少しずつ治していく」ほうがずっといいのです。

サプリにではなく、「筋肉」に頼りましょう。筋肉は歳をとっても自力で鍛えられるのです。筋肉に頼るために筋トレをすれば、痛みは和らぎます。

マッサージの効果は一時的にすぎない

節々が痛いからと定期的にマッサージに行く人は多いのですが、マッサージに頼って安心していると、その間に筋肉はますます怠けて衰えます。

ちなみに本書では、民間のリラクセーション施設での揉みほぐしなどを含めて「マッサージ」としていますが、本来、「マッサージ」と称する施術が許されるのは、国家資格である「あん摩マッサージ指圧師」だけです。民間のリラクセーション施設では、医学的な教育などをほとんど受けずに施術していることが多いはずです。

マッサージにまったく効果がないとまでは言いません。マッサージを受ければ、疲れて硬くなった筋肉が一時的にほぐれてリラックスできるので、気持ちいいのはたしかでしょう。筋肉が緩んだことで、痛みが和らいだ感じがすることもあるでしょう。ですから、あなたがマッサージに行くことを止めるつもりはありません。

でも、その効果は一時的なものです。「せっかくマッサージに行って楽になっても、一日しかもたない」という患者さんの声は本当に多いのです。要するに、多くの場合はいわゆる「対症療法」にすぎず、すぐに元に戻るのです。

筋肉は使わないと強くなりません。弱いままの筋肉は衰えていく一方で、マッサージでほぐしたからといって、弱い筋肉が強くなることはありません。痛みの原因が根本的に治るわけではない、ということです。それどころか、マッサージで気持ちよくなったと安心しているうちに、その筋肉は弱り続けているのです。「週1回来てくださいね」と言われて毎週通ううちに、お金がどんどん出ていきます。お金も、筋肉の強さも、どんどんなくなっていきます。

特に強いマッサージは、「強いから治った！」と思うプラセボ効果（思い込み効果）と、強い痛みが元の痛みを忘れさせるオフセット鎮痛（強い刺激の直後の弱い刺激は感じない）にすぎないと思ってください。

東洋医学による「整体」はエビデンスが少ない

東洋医学に基づく「整体」も人気があります。整体にもマッサージのような施術が含まれるし、一時的に気持ちよくなることはあるでしょう（反対に、バキバキやられてよけい痛むようになった、というケースも珍しくはないのですが）。

東洋医学では「筋肉（筋膜）は全部つながっている」という理論や、東洋医学特有の「経絡」や「気の流れ」などの概念を用いて、遠く離れた部位に鍼灸や指圧などを施すことがあります。**けれども、東洋医学はまだまだメカニズムが不明なことが多く、その理論も証明されていません。**

メカニズムが解明されていなくても、「実際に効果がある」と立証したエビデンス（根拠）があればまだいいのですが、それもほとんどありません。

残念ながら、東洋医学の多くはエビデンスがないか、不十分な点が多いことを知っておいてください。

ここで整理しておくと、東洋医学がベースとなっている国家資格には「はり師・

きゅう師（鍼灸師）」と「あん摩マッサージ指圧師」があります。また、国家資格ではありませんが「整体師」もベースは東洋医学と考えていいでしょう（例外はあります）。

私は東洋医学を全否定しません。盛んに研究に取り組まれている鍼灸師の先生も知っていますし、応援しています。

そもそも、東洋医学も西洋医学も、どちらが正しいとか、間違えているとかいう二元論では考えていません。歴史的な成り立ちが違うだけで、いずれにしても「医学的根拠」が積み上がり、信頼性が高いのであれば、どんどん治療として活用していけばいいと思っています。患者さんにとっては東洋も西洋も関係なく、症状が改善することが大事なわけですから。

しかし、東洋医学を専門に施術される先生方の中には、「東洋医学は伝統的な治療法であり、研究が困難なのでエビデンスなど不要。目の前の患者さんに効けばいい」という主張をされる方がおられます。この主張には断固反対します。

前述したように、東洋医学はエビデンスが少なく、メカニズムの解明もほとんどなされていないものが多いです。しかし、「統計的に効くのか、効かないのか」という研究はできます。それをせずして、目の前の患者さんに効けばいいというのは、「思い込み」や「運」、「偶然」に任せているだけにしか見えず、「占い」や「ギャンブル」と何が違うのかわかりません。

だからこそ、私が本書で勧めるメソッドは、医学的根拠にこだわっています。その視点においては、やはり東洋医学よりも西洋医学のほうが進んでいます。

痛み止めの薬は限定的に飲まないと危ない

それならば、節々の痛みを止めるために、西洋医学で開発された痛み止めの薬を飲むのがいいのではないか、と思われましたか？　残念ですが、それはおすすめしません。

たしかに消炎鎮痛剤《しょうえんちんつうざい》を飲めば、一時的に痛みは消えます。**ですが、痛みが収まっただけで根本的な問題は解決していません。**なにより、そういう薬は胃を荒らして胃炎や胃潰瘍《いかいよう》の原因を作ったり、腎臓《じんぞう》に負担をかけたりするので、長く飲み続けることはおすすめできません。

痛み止めの薬は、仕事などで支障が出ては困るときなどで一時的に使うなど、限定的な使い方をおすすめします。

湿布も慢性的な痛みには意味がない

関節が痛むからと、湿布を貼っている人もいることでしょう。

湿布などの外用剤は、皮膚を通じて薬剤を浸透させる薬です。副作用が少ないので悪くはないのですが、奥の関節までは届きにくいので、私自身はめったに処方しません。

ほとんどの場合、湿布は一時しのぎです。 しかも、本当にしのげるほど強い効果がないことが多いのです。

電気治療も筋肉を治すことにはならない

整形外科や接骨院などに行くと、よく電気治療が施されます。電気治療には硬くなった筋肉を緩めてリラックスさせる効果はありますが、衰えた筋肉を治すわけではありません。整体などと同じで、一時的に楽になる人もいるだけです。

電気治療に頼っているうちに筋肉はどんどん衰えていき、関節の痛みがなくなることはありません。

〝ながら歩き〟以外の「運動」は……

むやみに激しい筋トレはクタクタ筋を作り、関節を傷めるリスクがあります。

軽いジョギングなどの有酸素運動《ゆうさんそうんどう》は血行を促して、生活習慣病の予防・改善になるのでおすすめしますが、節々の痛みがあると、そういう運動もつらいことでしょう。それなら無理してやらなくても大丈夫です。

手や足を動かす「軽い筋トレ」がベストです。といっても、わざわざやる筋トレが長続きする人は多くありません。長続きしないとわかっていることをやっても挫折感が増えるだけ。やらなくていいでしょう。

ですから、〝ながら歩き〟なのです。

痛みはあらゆる関節に起こり得ますが、本書で取りあげるのは関節痛が起こりやすいひざ関節、股関節、腰、首、肩です。

ひざや股関節、腰、首、肩の痛みを取る方法は世の中に溢れていますが、まことしやかな「ニセ医学」に騙されないでください。

ニセ医学を盲信していてはいつまでたっても健康を取り戻すことはできません。

「あの苦しい五十肩を動くように治してくださり、本当にありがとうございました。再び手が挙がるようになり、好きな仕事が続けられることをうれしく思います」

つい先日も、このようなお手紙をいただきました。

それまでマッサージ、鍼、整体など、あらゆる施術を試みても痛みがとれず、整形外科に通っても湿布を出されるだけ……長い間、ずいぶんつらい思いをされてきたそうです。**ところが、私の治療・リハビリを通してすっかり痛みが消えて、**

「エビデンスのある的確な対策が大事なのだ、と考えを改めました」と、わざわざお手紙をくださったのです。

「自分自身や家族もさることながら、関わる人たちみんなにそう伝えて、みんなに大切な体を守ってほしい、長く好きなことを続けられるように……と思っております」

お手紙は、このようにしめくくられていました。

次は、あなたの番です。

もう遠回りはやめましょう。

お金も時間も有限です。医学的根拠のある「歌島式〝ながら歩き〟法」で、痛みのない、楽しい毎日を取り戻していきましょう！

「誰にでもできる」ことなら長続きする

運動が大事なのはわかってる。でも、できない現実がある

わざわざ時間をとらないといけない運動は、毎日続けられるものではありませんよね？　「仕事が忙しい」「親の介護で手いっぱい」「孫の面倒をみなければ」……、誰でも「できない」事情があります。「運動が大事」なのはみんなわかっているのですが、それでもできないのです。「先生に言われた運動や体操をやったほうがいいのはわかっているけど、なかなか続かない」……、そんな方がほとんどでしょう。はい、私もその一人です。

ですから私は「患者さんがやってくれること」「誰にでもやれ

ること」「長続きすること」、そんな方法を考えました。

近年は高齢者のための筋トレ施設もはやっていますが、そういう所にお金をかけて行かなくてもいいのです。

「歌島式〝ながら歩き〟法」は、大事な筋肉を使う「習慣づくり」のメソッドでもあります。日差しが強ければ日傘をさすように、感染症が流行したらマスクをするように、毎日の当たり前の習慣にできるのです。

「歌島式〝ながら歩き〟法」は、「痛くない、よく動く、長持ちする」良い関節になるように、筋肉にちょうどいい負荷をかけて、関節に働きかけます。負荷といっても、「歩きながらできること」ばかりです。歩くことは誰でもやっています。誰でもやっていることにプラスαするだけなので、長続きするのです。

運動が体にいい、負荷は少しでいいとわかっていても、いろいろなトレーニングをするのでは大変です。スポーツジムに通うのも簡単ではありません。でも、歩き方を変えるだけなら誰にでもできます。それだけで良い関節を作るトレーニングになるなら、こんなにいいことはないと思いませんか？　大事なのは「続けること」なので、〝ながら歩き〟は日常生活の中でできてちょうどいいのです。

もし、あなたがふだん全然歩いていないのであれば、まずは、歩きましょう。「歩くこと」は習慣化できる、最高で究極の運動です。歩くだけでも、鍛えられる筋肉はあります。ぜひ、少しでいいので毎日歩いてください。

歩けば肥満の予防や改善にもなります。関節痛は肥満の人のほうがなりやすいので、肥満はできるだけ避けたほうがいいのです。ＢＭＩが30以上の肥満の人は、正常な体重の人と比較して変形性ひざ関節症のリスクが7倍にもなると、関節痛と肥満の関係を表した研究もあります（＊6）。

実は「早歩き」は、体重を減らすのに効果的です。50歳未満の肥満男女の体重、ＢＭＩ、ウエストのサイズ、脂肪量を減少させることが研究からわかっています

（＊7）。**ですが、早歩きよりも〝ながら歩き〟の一つである「腰下げ歩き（123ページ）」のほうが効果が期待できます。**

○「ゆっくり変わる」ことが大切

2章と3章で紹介する「歌島式〝ながら歩き〟法」は、ふだんの歩き方に負荷を調整しながら加えることで、ちょうどいい刺激を与えられます。ちょうどいい刺激によって、筋肉ほどではないものの、関節もゆっくり鍛えられます。鍛えられた関節は、痛みが和らいで消えていきます。

ゆっくり鍛えられるのですから、大事なのは、根気強く、毎日少しずつ、小さな負荷でやることです。

くれぐれも「限度」を超えないようにしてください。限度には、長くやり過ぎる「時間の限度」と、強くやり過ぎる「負荷の限度」があります。時間の限度も、負荷の限度も、超えてやっては関節を傷めてしまいます。だからこそ、弱い負荷で、歩くときだけにやる「歌島式〝ながら歩き〟法」がいいのです。

普通に生活ができるように、痛みがなくて日常生活を送れるレベルを目指しましょう。目標にすべきなのは、筋骨隆々のアスリートになることではなく、若い頃とまったく同じになることでもなく、ＱＯＬ（生活の質）を上げることです。

90代のお祖母さんを持つお孫さんが、ご本人に代わってコメントをくれました。お祖母さんは学校時代にバレーボールをやっていて、結婚後はママさんバレーもやっていたそうです。体を動かすのが好きだったんですね。

ところが、70歳ぐらいの頃に自転車で転んでから、家にいることが多くなったそうです。そして、だんだん、体を動かすだけで節々が痛むようになってしまったといいます。しかも、転ぶのが怖くて、外出に杖が欠かせなくなりました。

お祖母さんの家は古い日本家屋なので、トイレでしゃがむのも、湯船に入るのも一苦労。だからトイレはギリギリまで我慢する癖がついてしまった、と打ち明けられて胸が痛んだそうです。

90代で自立した生活をされているのは立派です。でも、どうかトイレを我慢しないでほしいなと思います。しゃがむときにひざが痛むのは、ひざを支える筋肉が弱くなり、関節が硬くなってしまったからです。

でも大丈夫。幾つになってもひざを支える筋肉を鍛えることはできます。**杖を持って外出するときに、ちょっとしたことをやるだけで、弱くなってしまった筋肉を甦らせて、関節の痛みが軽く感じられるようになります。**諦めてはいけません。

【１章の参考文献】

＊１）Bacon, K., LaValley, M. P., Jafarzadeh, S. R. & Felson, D. Does cartilage loss cause pain in osteoarthritis and if so, how much? Ann. Rheum. Dis. 79, 1105-1110 (2020).

＊２）Marzuca-Nassr, G. N. et al. Muscle mass and strength gains following resistance exercise training in older adults 65-75 years and older adults above 85 years. Int. J. Sport Nutr. Exerc. Metab. 34, 11-19 (2024).

＊３）Srikanthan, P. & Karlamangla, A. S. Muscle mass index as a predictor of longevity in older adults. Am. J. Med. 127, 547-553 (2014).

＊４）Deyle, G. D. et al. Physical therapy treatment effectiveness for osteoarthritis of the knee: a randomized comparison of supervised clinical exercise and manual therapy procedures versus a home exercise program. Phys. Ther. 85, 1301-1317 (2005).

＊５）Wang, D. X. M., Yao, J., Zirek, Y., Reijnierse, E. M. & Maier, A. B. Muscle mass, strength, and physical performance predicting activities of daily living: a meta-analysis. J. Cachexia Sarcopenia Muscle 11, 3-25 (2020).

＊６）Obesity and knee osteoarthritis.
Ryan Lee et al. Inflammopharmacology. 2012 Apr.20(2):53-8

＊７）Leon Mabire et al. The Influence of Age, Sex and Body Mass Index on the Effectiveness of Brisk Walking for Obesity Management in Adults: A Systematic Review and Meta-Analysis. J Phys Act Health. 2017 May.14 (5): 389-407

2章

みんなにやってほしい、2つの〝ながら歩き〟

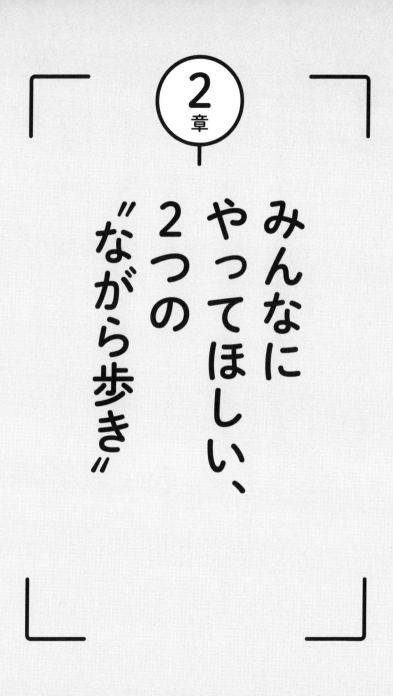

〝ながら歩き〟は、最高のソリューション

◯ 関節痛に最良の薬は「毎日の習慣」

家の中でも外でも、どうせ歩くなら、その機会を利用して不調を治しましょう。そうすれば、歩きながら問題の解決ができます。

アスリートと違って、一般の人の筋肉はすぐには変わりません。少しずつゆっくり変わっていきます。だからこそ「毎日の習慣」が鍵を握るのです。

毎日の習慣の中でできることの一つが「歩き方の矯正《きょうせい》」です。体のあらゆる関節に働きかけようとすると、最終的には「歩き方」に集約できるでしょう。

「関節に負担がかかる歩き方」は避けないといけません。

関節に負担がかかる歩き方の典型は、「姿勢が悪い」の一言で表せます。猫背になっても、反《そ》ってもいけません。**上から吊り下げられている感じの姿勢で歩けば、自然に踵《かかと》から着地してリズムよく歩けます。**

それに加えて、「痛くない、よく動く、長持ちする」関節になるように、筋肉に刺激を加えましょう。その刺激に対応して、関節が最適な状態になっていきます。

家の近くのスーパーまで行くとか、犬の散歩とか、ふだん歩いているときの歩き方にちょっとした「プラスα《アルファ》」をするだけです。とても簡単なものばかりですから、やらないのはもったいないない！

姿勢良く歩くだけでも関節の負担が減る

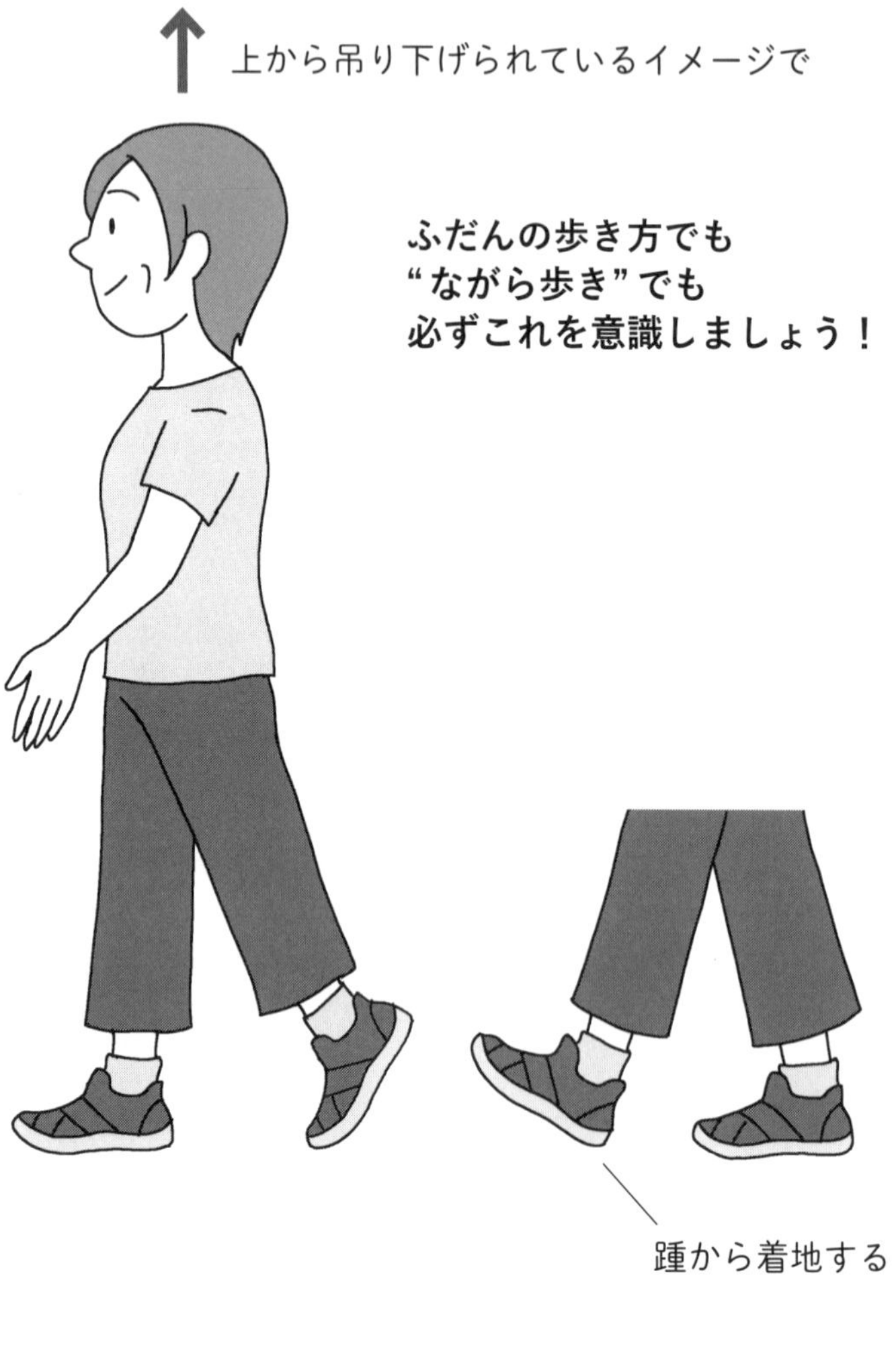
上から吊り下げられているイメージで
ふだんの歩き方でも
“ながら歩き”でも
必ずこれを意識しましょう！
踵から着地する

姿勢が悪いと関節に負担がかかる

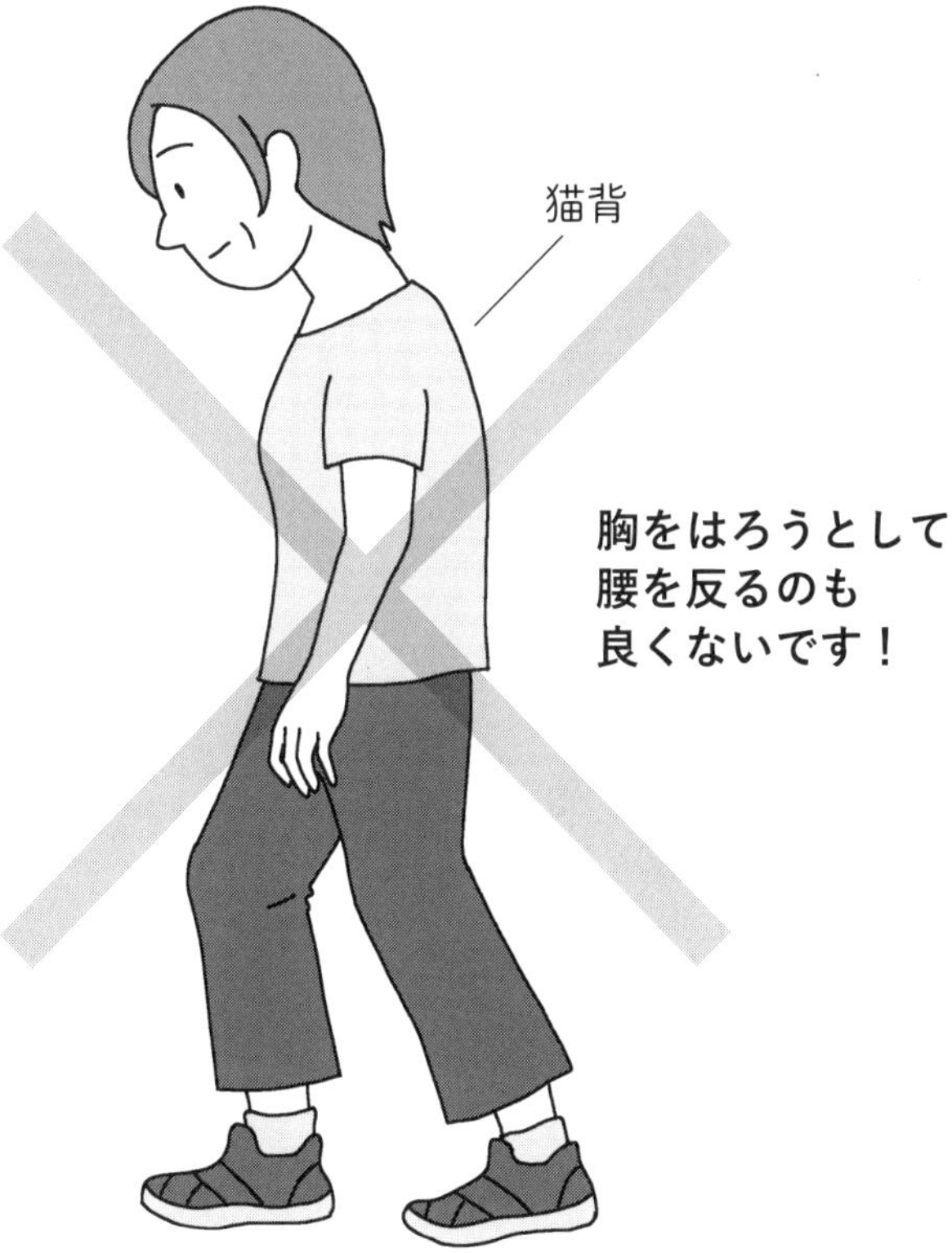
猫背
胸をはろうとして
腰を反るのも
良くないです！

絶対にやってほしい〝ながら歩き〟は、この2つ

あなたの痛む場所がどこであれ、必ずやってほしいのは、

- **おなか凹《へこ》ませ歩き**
- **腰下《こしさ》げ歩き**

関節の痛みを抑えるには、一生筋肉が衰えないように気をつけておく必要があります。そのために、この2つの歩き方を一生の習慣にしてください。**この2つを続けていれば、誰でも体幹のインナーマッスルと下半身のアウターマッスルが鍛えられて、体のバランス能力が高まり、健康寿命を延ばすことにもなります。**

自信がなければ、最初は家で練習してもいいでしょう。やり方がわかったら、外に出て、実践してください。

では、必ずやってほしい2つの〝ながら歩き〟を紹介しましょう。

ひざ関節・股関節に効く「腰下げ歩き」

特にこういう症状に⬇ひざ関節痛、変形性ひざ関節症
股関節痛、変形性股関節症

ひざ関節痛

・歩き始めや立ち上がるときにひざが痛む
・しゃがみこむなどの動作が難しい
・正座ができない
・歩くときの痛みが強くなると、足をひきずる

変形性ひざ関節症の症状

・起床後の体を動かし始めたときにひざがこわばり、重くて動かしにくい

股関節痛の症状

・股関節（脚の付け根）が痛むので、しゃがみこむなどの動作が難しくなる
・靴下をはいたり足の爪を切ったりするのがつらい

変形性股関節症の症状

・歩き始めや立ち上がるときに股関節が痛む
・進行すると安静にしていても痛みを感じる
・歩くときの痛みが強くなると、足をひきずる
・靴下を履いたり足の爪を切ったりするのがつらい

「腰下げ歩き」はここに効く

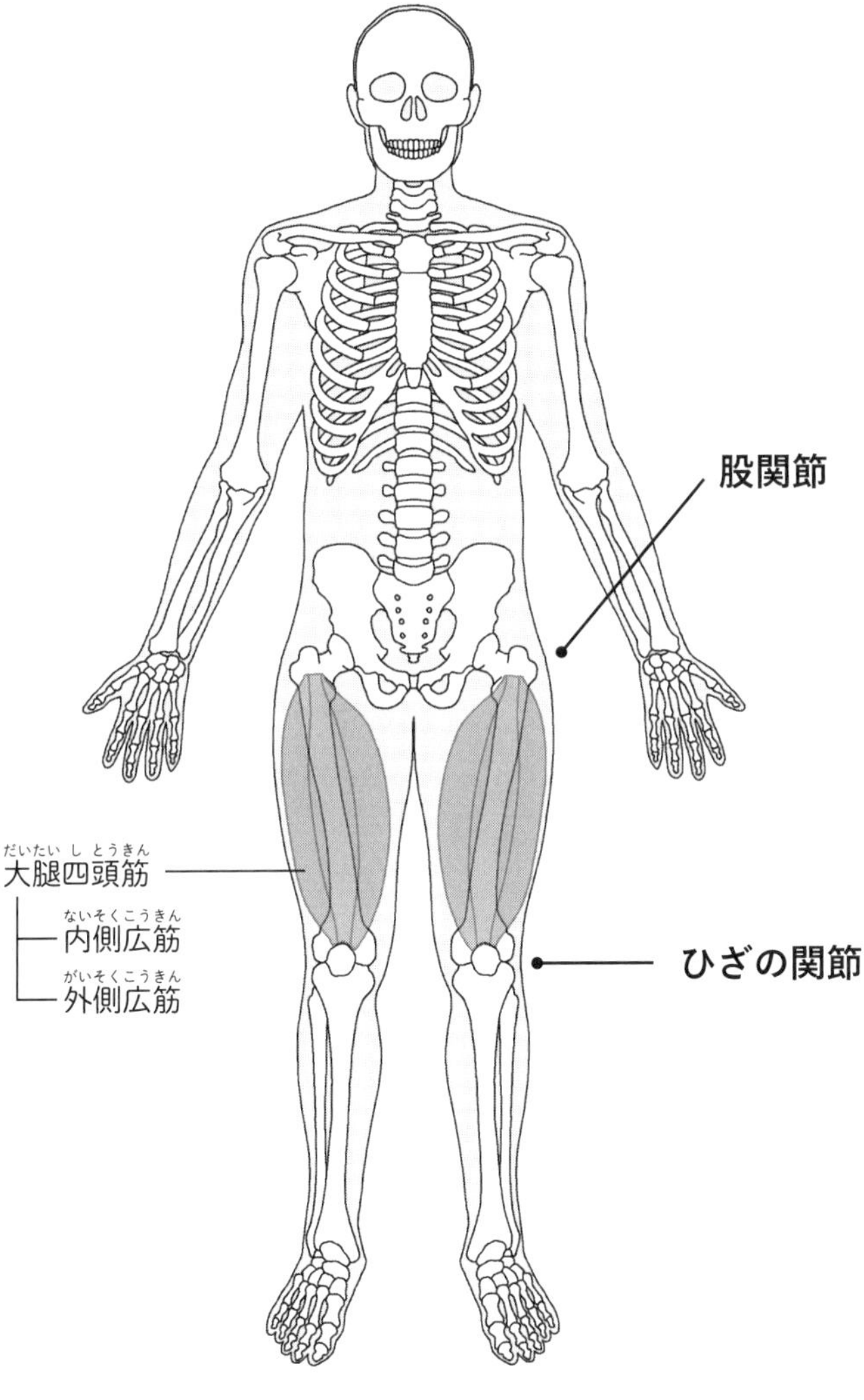

腰下げ歩きのやり方

「ランジ」または「フロントランジ」という、下半身に効果的な筋トレがあります。①真っすぐ立つ、②片足を大きく一歩前に出して、腰を落とす、③最初の位置に戻る、という、単純ですがけっこうハードな動きです。

本来のランジは下半身にとても効果的な運動ですが、右のようにかなりハードな動きなので、運動不足の方には大変です。

ですから、弱い負荷でランジに似た効果を得られる歩き方を考案しました。それが「腰下げ歩き」です。

やり方は簡単。軽くひざを曲げて、腰を落として歩くだけです。ひざを全然伸ばさない状態で歩きます。

どのくらい腰を下げるか（5〜15センチ）で、運動強度を調節できます。あな

ランジ（フロントランジ）の動き

ハード過ぎてキツい!!　続かない!!
かわりに「腰下げ歩き」をしましょう

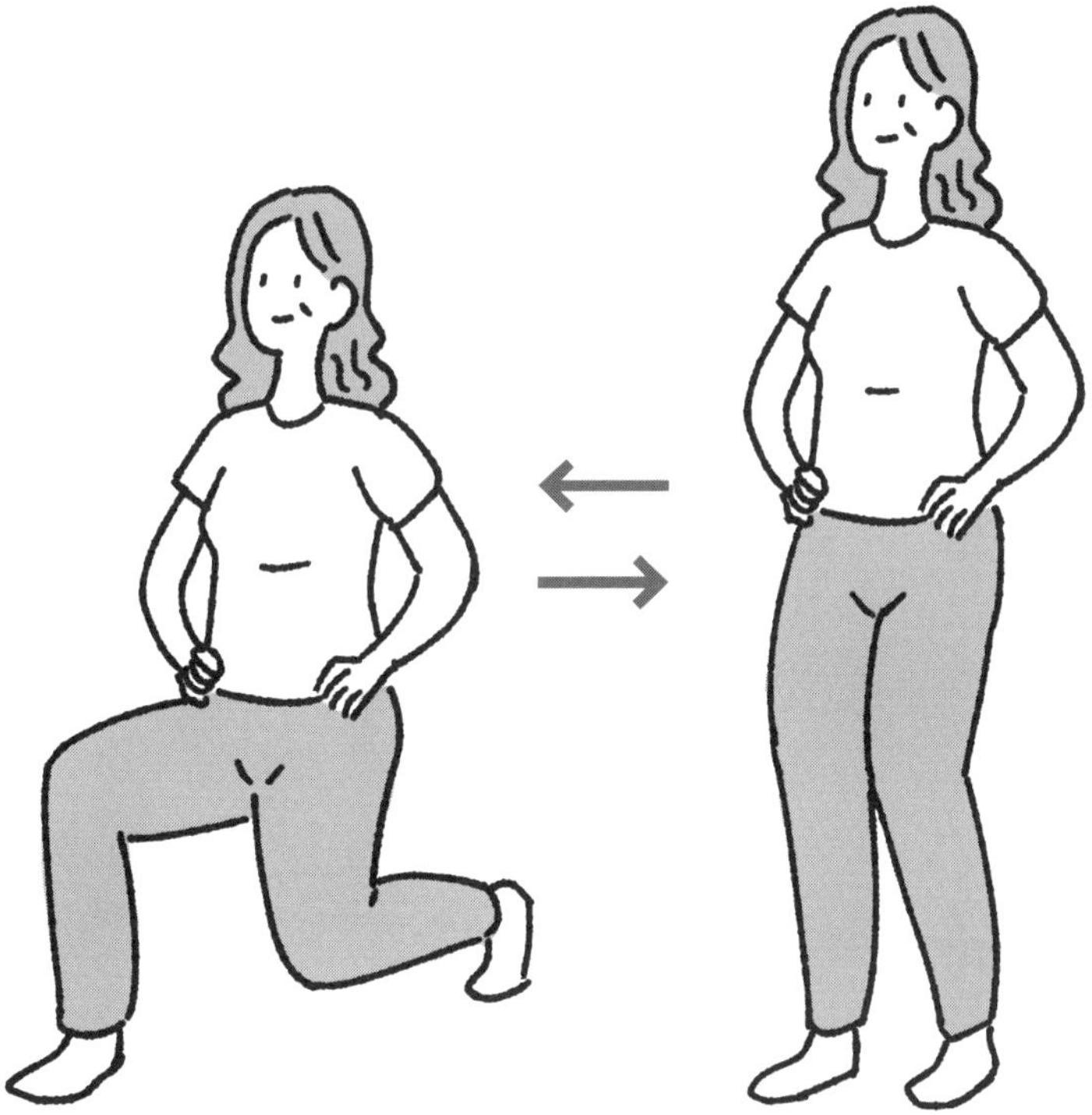

たにちょうどいい負荷を探りながら歩いてください。

「外で腰を落とすと人目を引きそうで恥ずかしい」と思う方がいるかもしれません。ですが、５センチぐらいでは周囲にはわからないものです。イラストではわかりやすさを重視して少し大げさに描いています。実際には、５センチ下げたとき、他人からはほとんどわからないでしょう。さすがに15センチも落とすとわかってしまうので、人目がある所では５センチ、そうでない所に来たら15センチ落とす、などと切り替えるのもいいでしょう。

一日の中で、トータルで10分歩けばいいのです。細切れでもいいのですから、飽きたら一回やめて、少したったらまたやる、という具合でかまいません。

ひざを曲げて体重を支え続ければ、つらい思いをせずに階段の上りに近い負荷をかけることができます。軽く腰を落とすだけでも「ゆっくり階段上り」をしたのと近い負荷がかかり、深く落とせば「速い階段上り」をしたのと似た効果が得

「腰下げ歩き」のやり方

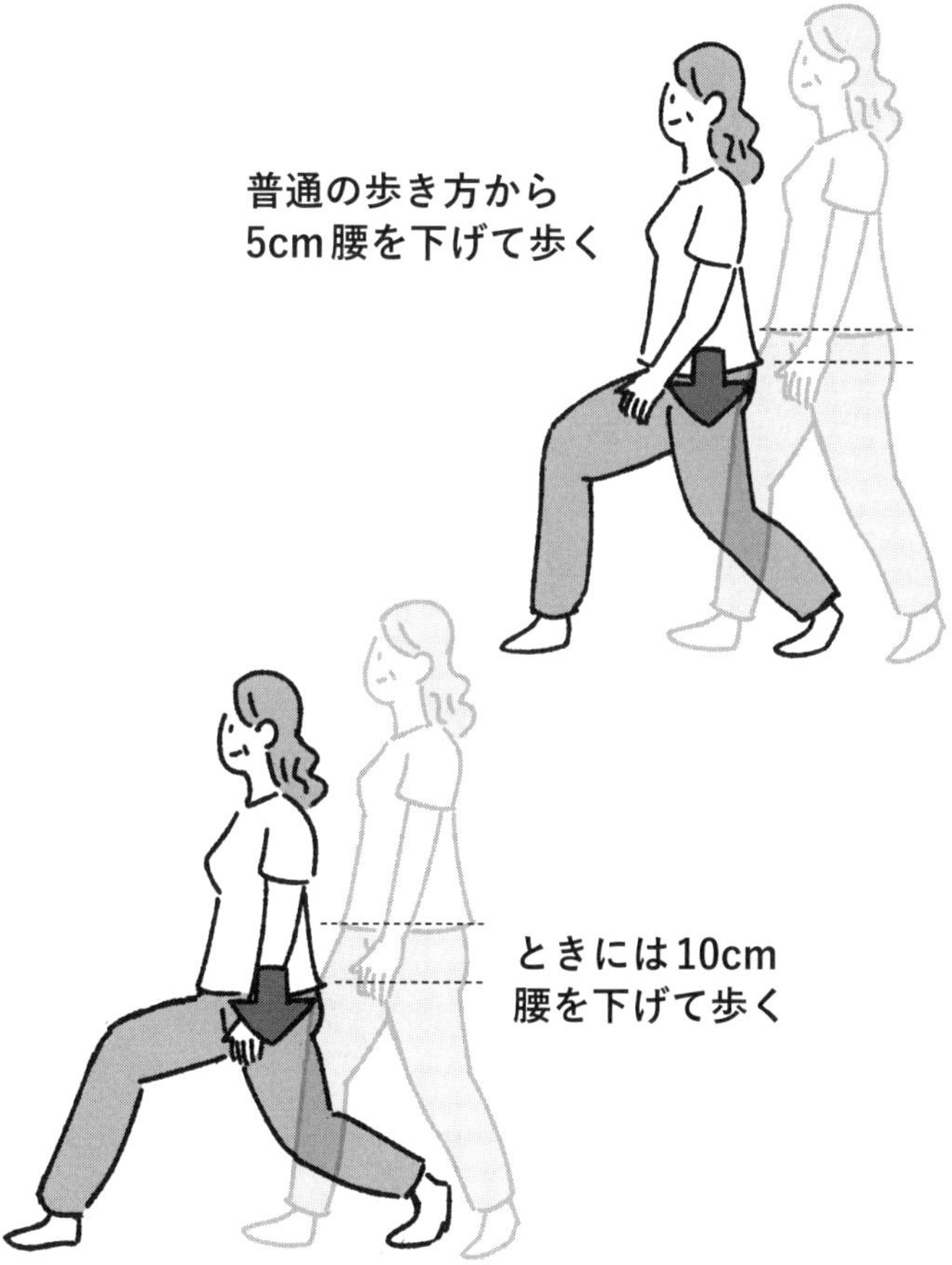
普通の歩き方から
5cm腰を下げて歩く
ときには10cm
腰を下げて歩く

頑張れるときは15cm腰を下げて歩くのもおすすめ

「腰下げ歩き」のポイント

腰を5～15cm下げて、
重心を低く保ったまま歩く

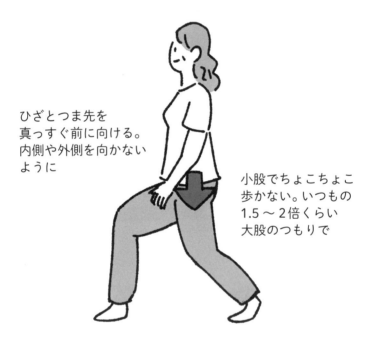

ひざとつま先を
真っすぐ前に向ける。
内側や外側を向かない
ように

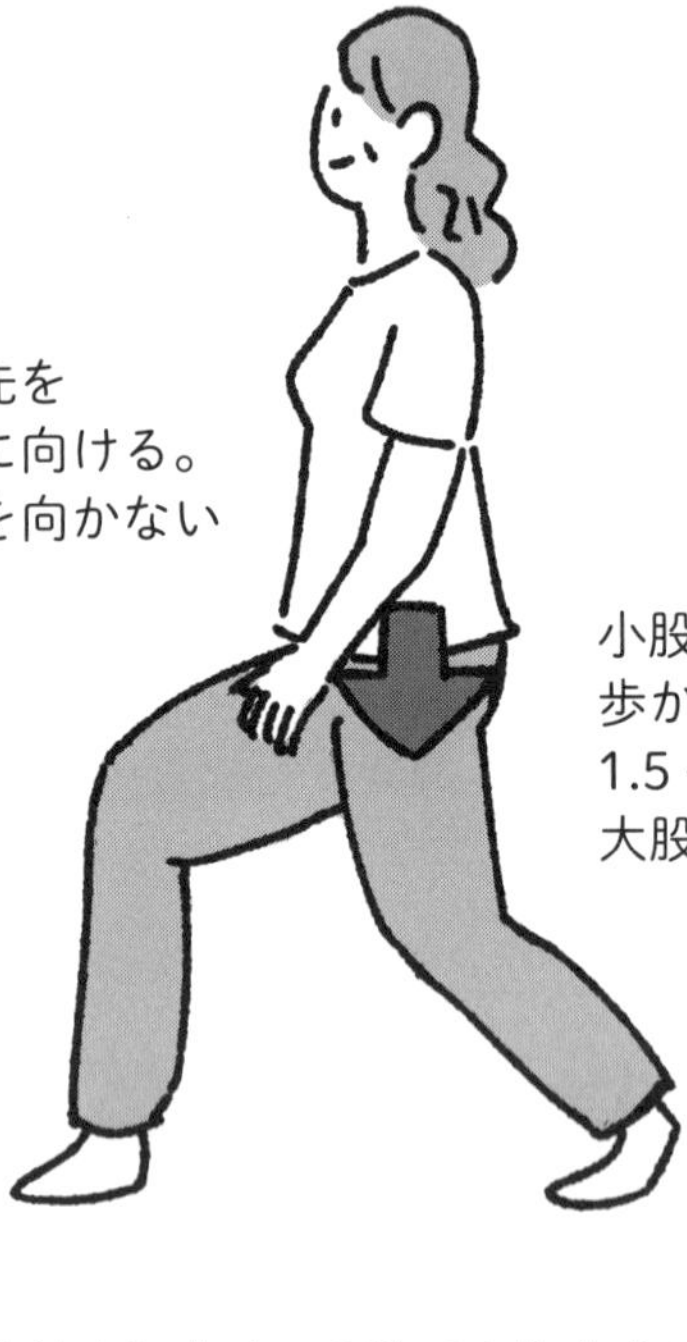

小股でちょこちょこ
歩かない。いつもの
1.5～2倍くらい
大股のつもりで

ゆっくりめに歩く。2秒で1歩くらいでもOK

られます。

○腰下げ歩きが、なぜ効くの？

「大腿四頭筋」は太ももの前面にあって、主にひざ関節を伸ばす４つの筋肉群です。

歩いているときにひざが伸びる瞬間が全然なければ、体重を支えるために常に大腿四頭筋が頑張っている状態になっているので、腰下げ歩きで大腿四頭筋が鍛えられるのです。

歩くたびに大腿四頭筋に負荷がかかり、ランジと似た効果があるので、腰下げ歩きをするだけでランジを毎歩するのと同じことになるでしょう。ランジは「わざわざする運動」ですが、歩くときにプラスαするだけで同じ効果があるのはお得だと思いませんか？

もしかすると、ひざに負担がかかり過ぎるのでは、と心配になるかもしれません。たしかに深くひざを曲げて体重を支える動きを繰り返すのは心配です。昔、学校の部活などでやっていた「ウサギ跳び」は間違いなくひざに悪い動きです。けれども、腰下げ歩きはそれほど極端な角度にひざを曲げるわけではありません。また、体重にプラスした負荷をかけるわけでもありません。ですから痛みさえなければ、ひざの負担を気にする必要はありません。

大腿四頭筋のうちの一つ「内側広筋」は、太ももの前面にある筋肉の内側に付いている筋肉です。**この内側広筋を太くすることができれば、内側広筋に守られたひざ関節の軟骨のすり減りが抑えられると考えられます**。ひざの痛みが減り、人工関節になるリスクが減るでしょう。

内側広筋が太くなれば、ひざの痛みの減少効果、軟骨のすり減り防止効果、人工関節になるリスクの低下が期待できると示した研究もあります（＊1）。

また、太ももの筋肉は股関節にも関連があります。太ももの筋力が落ちると、体を支える安定性も落ちて、股関節に負担がかかる可能性が高まります。その結果、股関節の軟骨のすり減りである「変形性股関節症」という病気を発症することがあります。股関節と大腿四頭筋の関係は、ひざ関節ほどにはエビデンスが集まっていませんが、整形外科医の間では以前から重要視されています。**つまり、腰下げ歩きは変形性股関節症の発症や悪化を抑えることも期待できるのです。**

ひざの痛みを放置してはいけません。

ひざの痛みと軟骨のすり減りがある人の死亡危険度は、そうでない人の1・97倍だという研究報告があります（＊2）。

股関節やひざなど、下半身の関節は構造的に安定していて、めったに脱臼《だっきゅう》（関節が外れること）しません。けれども体重を支える必要があるので、ある程度は大きな力が必要になります。ですから下半身ではアウターマッスルが衰えないことが大事です。この腰下げ歩きは、下半身のアウターマッスルを鍛えることになります。

たとえ10分でも、腰の下げ方を大きく（15センチぐらい）して運動強度を高めれば、効果はあります。

肥満の人には、体重を落とす効果もあります。

普通に歩くよりも足に少し負担が増えますから、できればスニーカーなどの運動靴のほうが望ましいでしょう。革靴でも、最近はウォーキングシューズとしての機能を持たせたものも多くなっています。

また、雨や雪などで地面のコンディションが悪いときには、転倒リスクなどを考慮して無理をしないようにしましょう。

腰下げ歩きを始めた方から、次のようなコメントもありました。

「学生時代は夏休みになると自転車で北は北海道から南は九州まで、全国津々浦々を走ったものです。平坦な道なら一日120キロは平気でした。

社会人になって乗らなくなりましたが、数年前、息子の家族と久しぶりのサイクリングに出かけました。たいした距離はなかったのに、帰り道にひざが悲鳴を上げました。どうしようもなく痛くなって、ペダルを漕げないのです。このまま一生この痛みと付き合うのかと思うと怖くなって、もう自転車に乗る気もしない……。

そんな私が知ったのが『腰下げ歩き』でした。〝できれば15センチ腰を落とすほうがいいけれど、ひざの痛みが心配だったら5センチでもいい。毎日やれば、ひざの痛みは心配なくなるよ〟と言われました。

これならできるかも……。息子の家族とも、またサイクリングに行く気になることを期待しています」

こんなふうに「痛みが取れたら○○したい」という夢を持つのは、継続のモチベーション維持のためにも素晴らしいことですね。

あなたはいかがでしょう？　**ストレスなく歩けるようになったら、どんなことをしてみたいですか？**

90歳の女性で、腰下げ歩きでマンションのベランダを行ったり来たりすることから始めた方もいます。

関節を強くするのに、遅過ぎることはありません！

腰などに効く「おなか凹ませ歩き」

特にこういう症状に↓腰痛、椎間板ヘルニア、脊柱管狭窄症《せきちゅうかんきょうさくしょう》

椎間板ヘルニアの症状

・前屈みになったときに、腰やお尻、脚に痛みを感じる
・太ももの裏がつっぱって、前屈みになりづらい
・咳やくしゃみをすると、腰やお尻に痛みを感じる
・上半身が自然と左右どちらかに少し傾く

脊柱管狭窄症の症状
・下半身がしびれて、足のもつれなどが生じる
・長時間は歩けない。休むと再び歩き出せる

○おなか凹ませ歩きのやり方

「ドローイン」という言葉があります。これは、スポーツトレーナーやリハビリの療法士などのプロが使っている言葉です。

ドローインというのは、体幹（腰・おなかの周囲）のインナーマッスルを使って、姿勢を変えずにおなかをしぼませるような動きです。

ドローインをすると、体の深い部分で積み木のように積み上がっている背骨一つひとつを連結させる「椎間関節《ついかんかんせつ》」などを安定させるインナーマッスルが鍛えられます。

「おなか凹ませ歩き」はここに効く

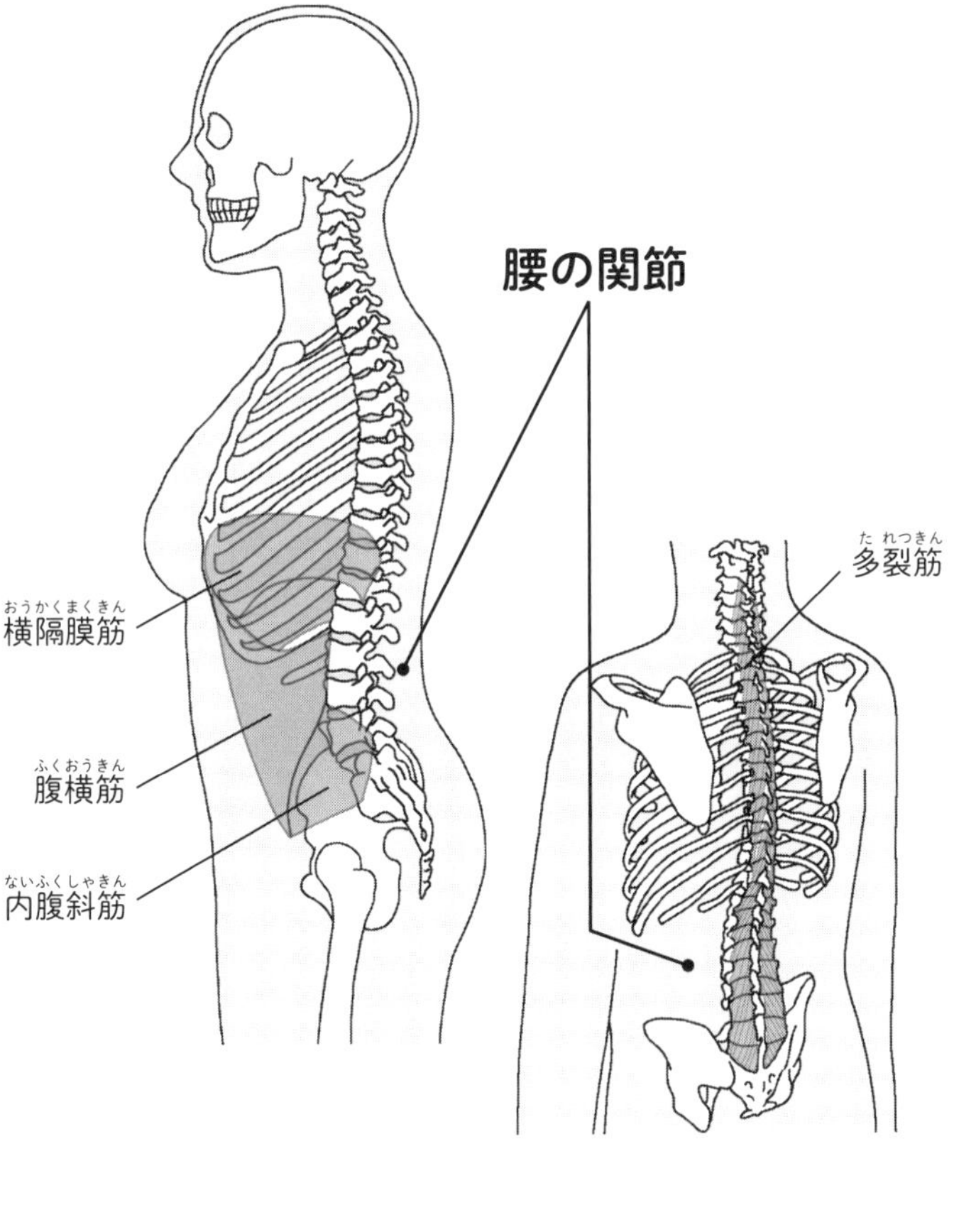

下半身と上半身をつなぐ腰の痛みには、このインナーマッスルが鍵になります。この方法を覚えると、ギックリ腰の予防にもなります。

重い物を持ち上げるときなどにはギックリ腰になりやすいので、必ずドローインしてください。また、「ちょっと腰がしんどい」と思うのは、腰に負担がかかっているときなので、しんどさを自覚したときに特にドローインを意識するといいでしょう。

おまけにドローインをすると、腰の痛みだけでなく、体幹が安定することで下半身も安定して、ひざ、股関節にも良い影響が出ると考えられます。

「おなか凹ませ歩き」は、ドローインをしながら歩くだけです。おなかを強く凹ませれば負荷が強くなり、軽く凹ませれば負荷は弱くなります。

ドローインをやったことのない人は、歩きながらやる前に、仰向けになって練習するといいでしょう。仰向けでやるほうが、コツがつかみやすいはずです。

①仰向けに寝て、背中に薄手のタオルを敷き、タオルに背中の中央が触れないようにしながら、全力でおなかを凹ませる。

※体型にもよりますが、仰向けに寝ると、腰のところは床から少し浮いています。腰の骨は配列カーブ（腰椎《ようつい》前弯《ぜんわん》）を描いているからです。腰を丸めるとタオルに腰がつきますが、それは間違った姿勢です。

②その状態で深呼吸を繰り返し、その後は普通に呼吸をします。

※体は真っすぐを維持して、背中を丸めたり床に押しつけたりしないように。

ただ、おなかを凹ませて深めに呼吸するだけです。

仰向けでドローインができたら、立ち上がって、歩きながらやってみましょう。

もしも歩きながらおなかを凹ませるのが難しいように感じたら、歩かずに立っ

仰向けでおなかを凹ませる練習

1 息を吐きながら
おなかを凹ませる

2 息を吸うときも
おなかを凹ませたまま

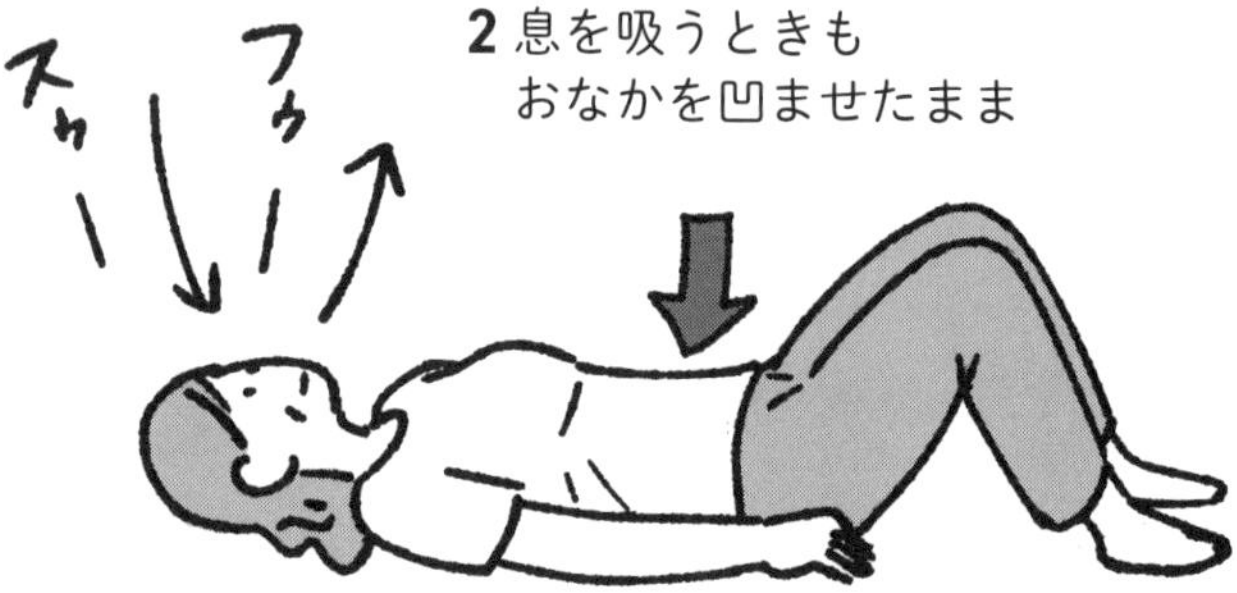

3 次に息を吐くときも
おなかを凹ませたまま

4 これを繰り返す

立っておなかを凹ませる練習

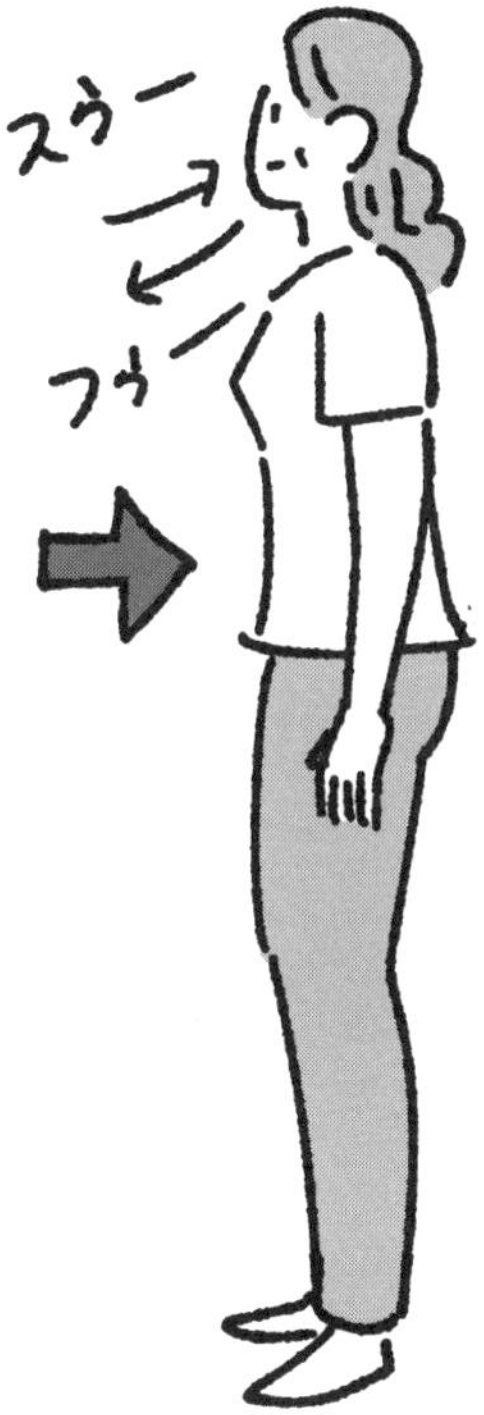

1 息を吐きながら
おなかを凹ませる

2 息を吸うときも
おなかを凹ませたまま

3 次に息を吐くときも
おなかを凹ませたまま

4 これを繰り返す

たまま、おなかを凹ませた状態で普通に呼吸してみてください。

これができたら、その状態を維持しながら歩きます。

全力でおなかをぎゅっと凹ませたままで50歩歩き、その後は軽くおなかを凹ませたまま歩きましょう。

苦しくない程度におなかを凹ませること。健康診断で腹囲を測るときに、ちょっと見栄を張っておなかを凹ませる感じです。息を吐くときも吸うときも凹ませっぱなしです。

強くドローインしているときは腹圧を安定してかけ続けるために、呼吸は必然的に胸式呼吸《きょうしきこきゅう》（吸う息に重点を置き、肋骨を広げて胸に空気を取り入れる呼吸）になりますが、胸式か腹式《ふくしき》かは気にしなくてかまいません。呼吸が止まらないようにしっかり呼吸することが最も大切です。呼吸が浅くなりがちなので、いつもの呼吸を意識してください。

「おなか凹ませ歩き」の
やり方とポイント

1 全力でぎゅっとおなかを凹ませて
50歩チャレンジ

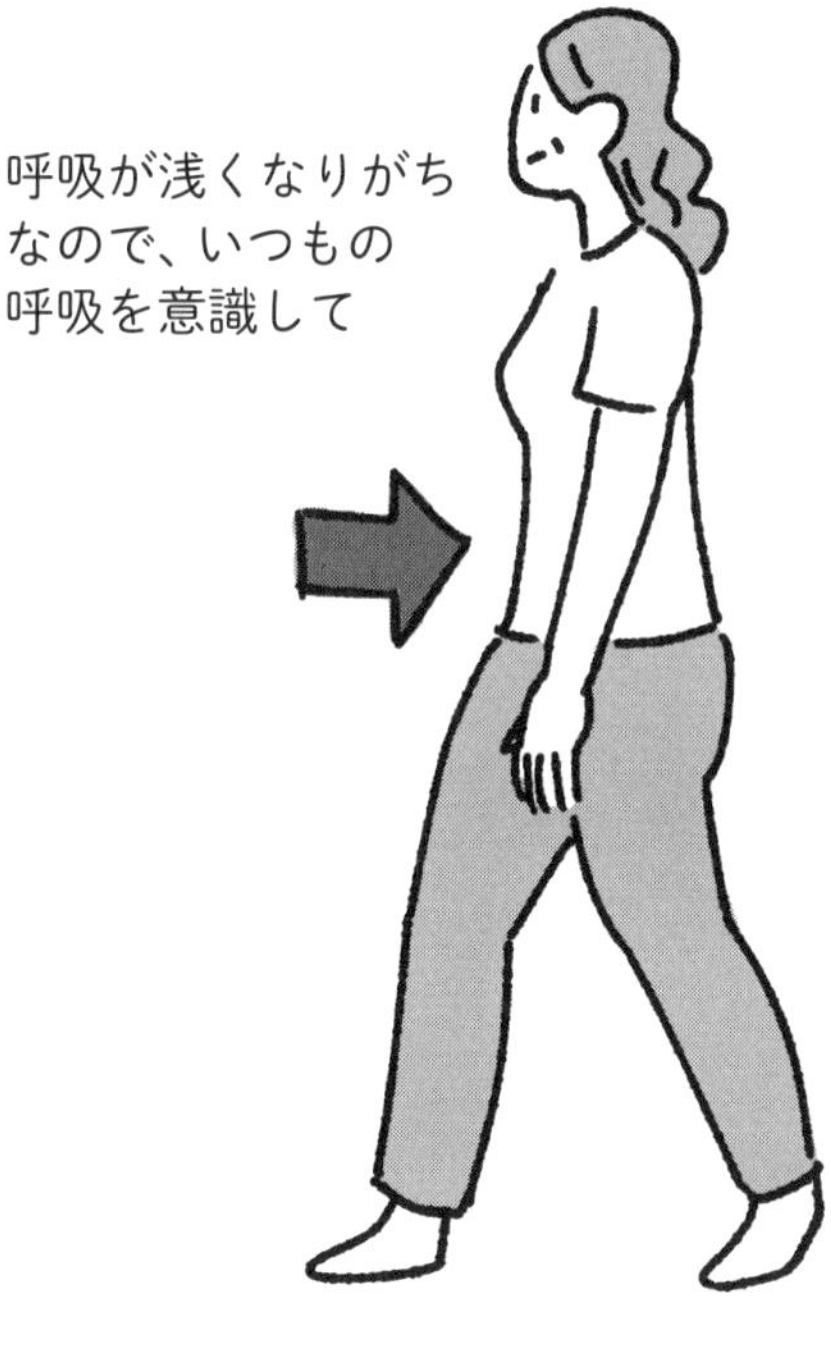
呼吸が浅くなりがち
なので、いつもの
呼吸を意識して

2 あとは、軽くおなかを凹ませたまま歩く

腰は丸めず、反らさず、真っすぐに。

ちょうどいい負荷を探りながら歩いてみてください。


駅との行き帰りの道はおなか凹ませ歩きを必ずやっているという人がいます。「それによって痛みが減るという効果があるばかりか、健康に対する意識が変わりました」と、うれしい報告をしてくれました。

「今、おなかに力を入れることで、ここの筋肉を鍛えている。私の体内が少しずつ変わっている」と思うと、気持ちも前向きになるそうです。

「このやり方のすごいのは、エビデンスのあるところ。よくわからないテクニックが多いのに、これはエビデンスがしっかり解説されているので、納得できるだけでなく、私のモチベーションが続くのです」と言ってくれています。


こんなふうに、毎日の日課に組み合わせていただくと、続けやすいですね。

○おなか凹ませ歩きが、なぜ効くの？

おなかを少し凹ませると、体幹が安定します。下半身も安定するので、ひざや股関節などの関節にかかる強過ぎる負担が減ることになります。

ドローインをしているときには、腹横筋、内腹斜筋、多裂筋など、いろいろな筋肉を使います。

「腹横筋」はおなかの深いところにあって、体幹が安定するように保つインナーマッスルです。腹横筋が鍛えられると、体幹が安定します。

「横隔膜筋」は胸の内側の下のほうにあって、呼吸をするときに使うことで知られていますが、体幹の安定にも寄与しているインナーマッスルです。

「多裂筋」は脊柱の深いところにあって、脊柱の安定性を高めます。おなかを凹ませると腹圧が高まり、積み木のようにつながっている骨の一つひとつが安定します。

おなかをぎゅっとしぼませることを意識すると、体幹が鍛えられ、そのまま歩くと筋肉のバランスも良くなります。**腰痛の改善になるだけでなく、首や肩甲骨にもいいのです。**

手足を動かしたり、外力が加わったりすると、弱い人は体幹がぐらつきます。その結果、腰痛が起き、下半身が安定しなくなって、関節痛につながります。

それを防ぐために体幹を安定させることを「コアスタビライゼーション（体幹安定化）」と呼びますが、コアスタビライゼーションエクササイズは筋力強化エクササイズよりも優れていることを示した研究もあります（＊3）。

首こり、肩こり、首の痛み、肩甲骨まわりの痛みの多くは、猫背と巻き肩が原因です。どちらも異常な姿勢です。

こういう姿勢異常も、もとをたどれば腰が丸まったり反ったりして不安定になることが、要因の一つだと考えられています。ですから、体幹を鍛える運動（コアエクササイズ）が効果的だと言えるのです。

首の痛みを訴える患者45名を3つのグループ（グループ1＝従来の治療、グループ2＝従来の治療＋頸部《けいぶ》深部《しんぶ》屈筋《くっきん》のトレーニング、グループ3＝従来の治療＋頸部《けいぶ》と体幹領域の安定化）に分けて運動プログラムを週3日、4週間やったところ、グループ3が最も痛みの改善に効果的だったという研究結果があります（＊4）。

ドローインは姿勢をよくすることにもなります。さらに、腹圧が高まることによって腸も刺激されて、蠕動運動《ぜんどううんどう》が活発になり、お通じがよくなるという効果も期待できます。

いろいろな意味で体にとてもいいので、ふだん生活しているときにもおなかを少し凹ませることを意識するといいでしょう。

やり過ぎないことが大事

○実感がなくても、ちゃんと鍛えられている！

この「ながら歩き法」をしても、直後に「効《き》いた〜」という〝実感〟はないかもしれません。でも、それでいいのです。

いろいろな体操やトレーニングをしているときに、あるいはした後で痛みを感じると「効いている」「効いた」という気になるかもしれませんが、それは勘違いです。この「ながら歩き法」はちゃんと効きますが、それを〝実感〟するのは少し後になるはずです。

そこが「ストレッチ」とは違うところです。

柔軟体操であるストレッチは、痛みを感じる直前まで、もしくは痛みが軽いところまで筋肉を伸ばすことが勧められます。実際、「少し痛い」と思っても、我慢してやり続ければ、やがてその痛みがなくなることはあります。そして、やった直後に効果を感じます。

でも、これはストレッチではありません。筋肉を、ひいては関節を鍛える体操だと思ってください。

そしてストレッチと違って「鍛える」タイプの体操では、やり過ぎは厳禁です。

では、自分がやり過ぎているかどうか、どうしたらわかるでしょうか。

運動をしている最中に、または運動した後に「痛みが出る」「症状が悪化する」ことがあれば、それがやり過ぎのサインです。

繰り返しになりますが、どんな体操でも注意したいのは「やり過ぎ」です。ダラダラ筋を解消しようと頑張り過ぎた結果、クタクタ筋になってしまっては、関節を守ることができません。逆に軟骨を減らしてしまい、関節はより悪くなってしまいます。

やって痛みが出たらやめる

やっていて、あるいはやった後で、痛みが生じなければ、あるいはもともとの痛みが強くなっていなければ大丈夫です。いつも普通に歩いているときと比較してください。

どの歩き方でも、やってみて痛みが出るか、症状が少しでも悪くなるようなら、それは「やり過ぎ」です。

〝ながら歩き〟はあえて負荷を軽くしているので考えにくいのですが、もしもやっている最中に痛みが増えたら、それは負荷が強過ぎたせいなので、負荷を減らさないといけません。
たとえば腰下げ歩きなら、腰の下げ幅を小さくしてください。

〝ながら歩き〟をした直後だけではなく、翌日に痛みが出ているかどうかも気にかけてください。

翌日の痛みには、少し注意が必要です。ご自身の経験から明らかに「筋肉痛」だと感じたら、多少は我慢してもいいでしょう。けれども「関節」が痛いと思ったら、それは間違いなく「やり過ぎ」です。

「やり過ぎ」だと判断したら、「歩く時間を思いきり短くする」「〝ながら歩き〟の負荷を思いきり減らす」ことから再出発してください。それでも痛みが改善せず、たとえば3日たっても痛みが引かなければ、病院に行くこともおすすめします。特に、強い痛みであれば、すぐに病院に行ってください。

といっても、〝ながら歩き〟はそれほど負荷が強いわけではないので、痛みが出る心配をする必要はあまりありません。

痛みや悪化のほかに、「やり過ぎ」の目安として次のサインもあります。このようなことが起きたら、〝ながら歩き〟はやめるか、負荷を軽くしてみてください。そうやって「あなたにちょうどいい負荷」を探していくことが大切です。

●関節が腫《は》れる

腫れる原因には「関節に水が溜まること」があります。すべての関節には「関《かん》節液《せつえき》」という水が存在するのですが、それが炎症によって増えてしまうのです。滑膜に炎症が起こると、滑膜がなんとか栄養を届けようとして、その結果として水が溜まってくることがあります。

腫れる原因には「関節組織に炎症や浮腫《ふしゅ》（むくみ）などが起こること」もあり

ます。これは関節に水が溜まるのではなく、リンパ節などで循環が悪いときに起こりやすい状態です。

「歌島式〝ながら歩き〟法」程度の負荷で関節が腫れることはめったにはないと考えていますが、もともと軟骨がすり減って耐久力が低下した関節であれば、可能性がないとは言えません。

腫れた関節は、それだけで病院での診断を要する状態です。そういうときには病院に行ってください。

●翌朝の関節の動きが悪い、こわばる、重い

原因としては、「負荷が強過ぎて、筋肉が炎症を起こした」「筋肉の緊張で血流が滞って、浮腫（むくみ）ができた」「筋肉のコンディションが悪化した」ことなどが考えられます。

ゆっくり動かして様子に注意しながら、動きが戻ったところで、負荷を減らし

正常な関節と水が溜まった関節の違い

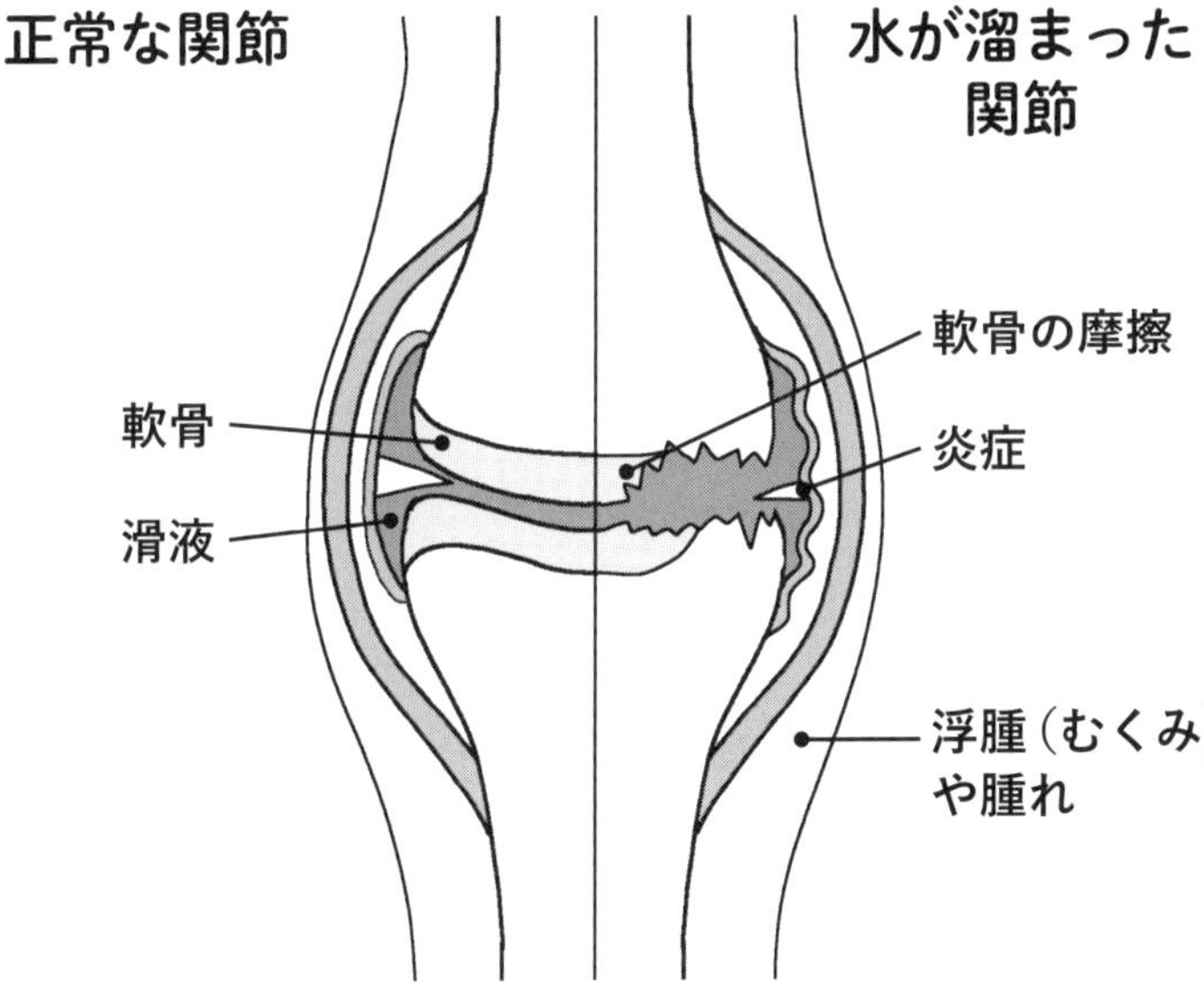

た〝ながら歩き〟を再開してください。

●両手両足がむくむ

原因としては、「負荷が強過ぎて、筋肉が炎症を起こした」「筋肉の緊張で血流が滞って、浮腫（むくみ）ができた」「筋肉のコンディションが悪化した」ことなどが考えられます。

少し休んで、様子に注意しながら、むくみがなくなったところで、負荷を減らした〝ながら歩き〟を再開してください。

●生活のリズムが狂うほど疲労する

〝ながら歩き〟で自然に運動量が上がりますが、体力がそれに追いついていなければ、体調を崩す可能性もあります。疲れが残って食欲が低下したり、睡眠リズムが狂ったりしたら、それはやり過ぎだということですので、量を減らして、少しずつ体力も高めていきましょう。

〝ながら歩き〟でクタクタ筋を作ってはいけません。もっと気軽にやってください。

ただし、「やり過ぎ」のサインが出たとしても、そこで諦める必要はありません。より小さな負荷や小さな量（歩数や歩行時間）から再出発すればいいのです。

人は何歳からでも、どの段階からでも、着実なステップを踏めば成長できます。

これは私が、医師としても、一人の人間としても伝えていきたいことです。

【2章の参考文献】

＊1）Yuanyuan Wang et al. Arthritis Rheum. 2012 Increase in vastus medialis cross-sectional area is associated with reduced pain, cartilage loss, and joint replacement risk in knee osteoarthritis.
José M Muyor, et al. PLoS One. 2020 Electromyographic activity in the gluteus medius, gluteus maximus, biceps femoris, vastus lateralis, vastus medialis and rectus femoris during the Monopodal Squat, Forward Lunge and Lateral Step-Up exercises.

＊2）S. Kluzek et al. Ann Rheum Dis. 2016 Painful knee but not hand osteoarthritis is an independent predictor of mortality over 23 years follow-up of a population-based cohort of middle-aged women.

＊3）Su Su Hlaing, et al. BMC Musculoskelet Disord. 2021 Effects of core stabilization exercise and strengthening exercise on proprioception, balance, muscle thickness and pain related outcomes in patients with subacute nonspecific low back pain: a randomized controlled trial.

＊4）Gumuscu, B. H., Kisa, E. P., Kaya, B. K. & Muammer, R. Comparison of three different exercise trainings in patients with chronic neck pain: a randomized controlled study. Korean J. Pain 36, 242–252 (2023).

3章

首、肩、背中に効く
〝ながら歩き〟

2つの〝ながら歩き〟にプラスするだけ

つらい症状に合わせてプラスα《アルファ》を選ぶ

あなたの体のどこかしらが痛むのは「関節を守っている筋肉に問題があるから」です。……と、言い切るのは医師として問題がないわけではないのですが、その可能性が高いことは経験的に感じています。また、ここまで述べてきたとおり、筋肉こそがアプローチしやすい、つまり鍛えやすい場所ですから、ちょいエビデンスから導いた仮説を基にアプローチしてみる価値は十二分にあります。

ですから、「痛みの原因になり得る筋肉」に働きかけるために、プラスαの〝ながら歩き〟をしましょう。

この章では、首・肩、腰・背中に効く、それぞれの〝ながら歩き〟を紹介しますが、全部いっぺんにやる必要はありません。どこを解決したいのか、何を重視するのかに合わせて選んでください。

「最近は肩が……」「今日はちょっと首が……」などと、その日の体調に合わせて選ぶのです。悩みに合わせて、いろいろ組み合わせてください。

それぞれの歩き方は、特にことわりがない限り50歩を目安にしてください。**たった50歩でも、体にちゃんと効いています。**「効いている」実感がなくても50歩、やってみましょう。

すべて歩かずにやっても効果があるのですが、歩くと体が揺れて不安定になってインナーマッスルに刺激が加わるので、歩きながらやるほうが、より効果が増します。

基本的には、2章で紹介した「おなか凹ませ歩き」と「腰下げ歩き」をやりながら、他の歩き方をプラスします。たとえば、

「首に効く〝アゴ引き歩き〟（166ページ）で30秒（50歩）歩いたら、全力でおなかを引っ込める〝おなか凹ませ歩き〟を30秒して、それから少しリラックスした軽い〝おなか凹ませ歩き〟をする。これを1セットにして、歩きながらそれを2、3セット続ける」

「ひざや股関節に効く〝腰下げ歩き〟で深く腰を落としながら30秒（50歩）歩いたら、腰の下げ幅を5センチぐらいにして負荷を落としたままで、肩こりを解消する〝つばさ歩き〟（179ページ）も同時にする」

などといった具合です。文字にすると難しく感じるかもしれませんが、一つひとつは難しい動きではないので、慣れたら、いろんな歩き方を同時にやれます。

私はよく3つか4つくらいの〝ながら歩き〟を同時にやっています。

“ながら歩き”を組み合わせてみよう

好きに組み合わせて、1日トータル10分以上できれば合格

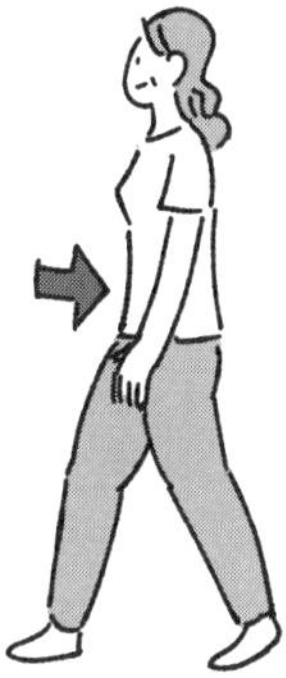

3「おなか凹ませ
歩き（普通）」

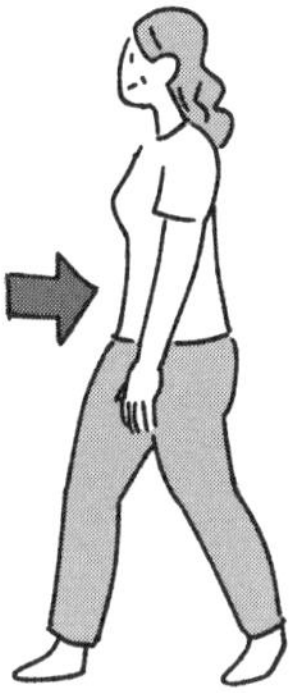

2「おなか凹ませ
歩き（強）」50歩

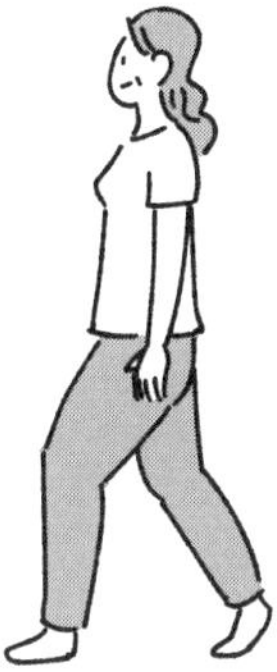

1「アゴ引き歩き」
50歩

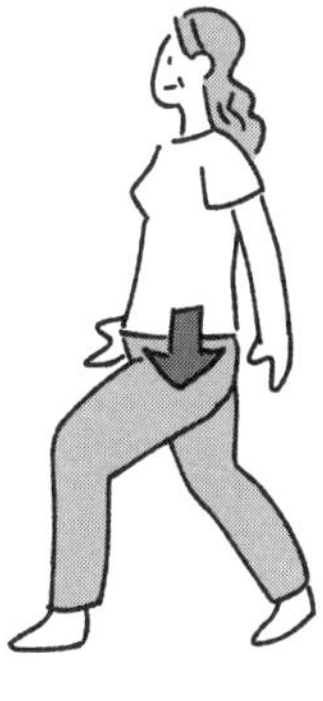

2「腰下げ歩き（5cm）
＋つばさ歩き」

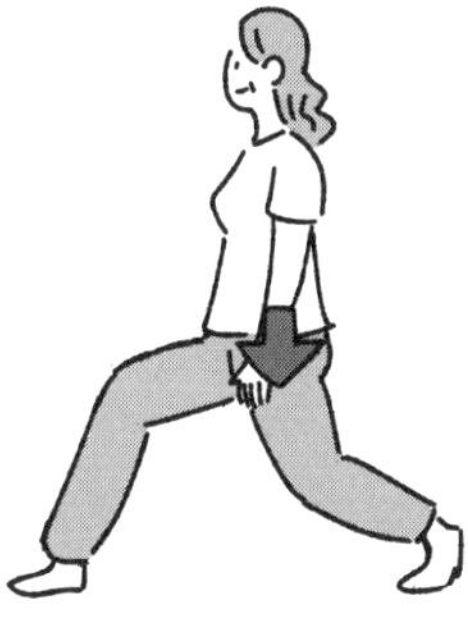

1「腰下げ歩き（10cm）」
50歩

首・肩に効く「アゴ引き歩き」

特にこういう症状に⬇頸椎症《けいついしょう》、ストレートネック、肩がこる

頸椎症の症状
・首がこる
・首が痛い

ストレートネックの症状
・肩こり、首こり、背中・腰のこり
・頭痛、吐き気・めまい、手足の冷え

「アゴ引き歩き」はここに効く

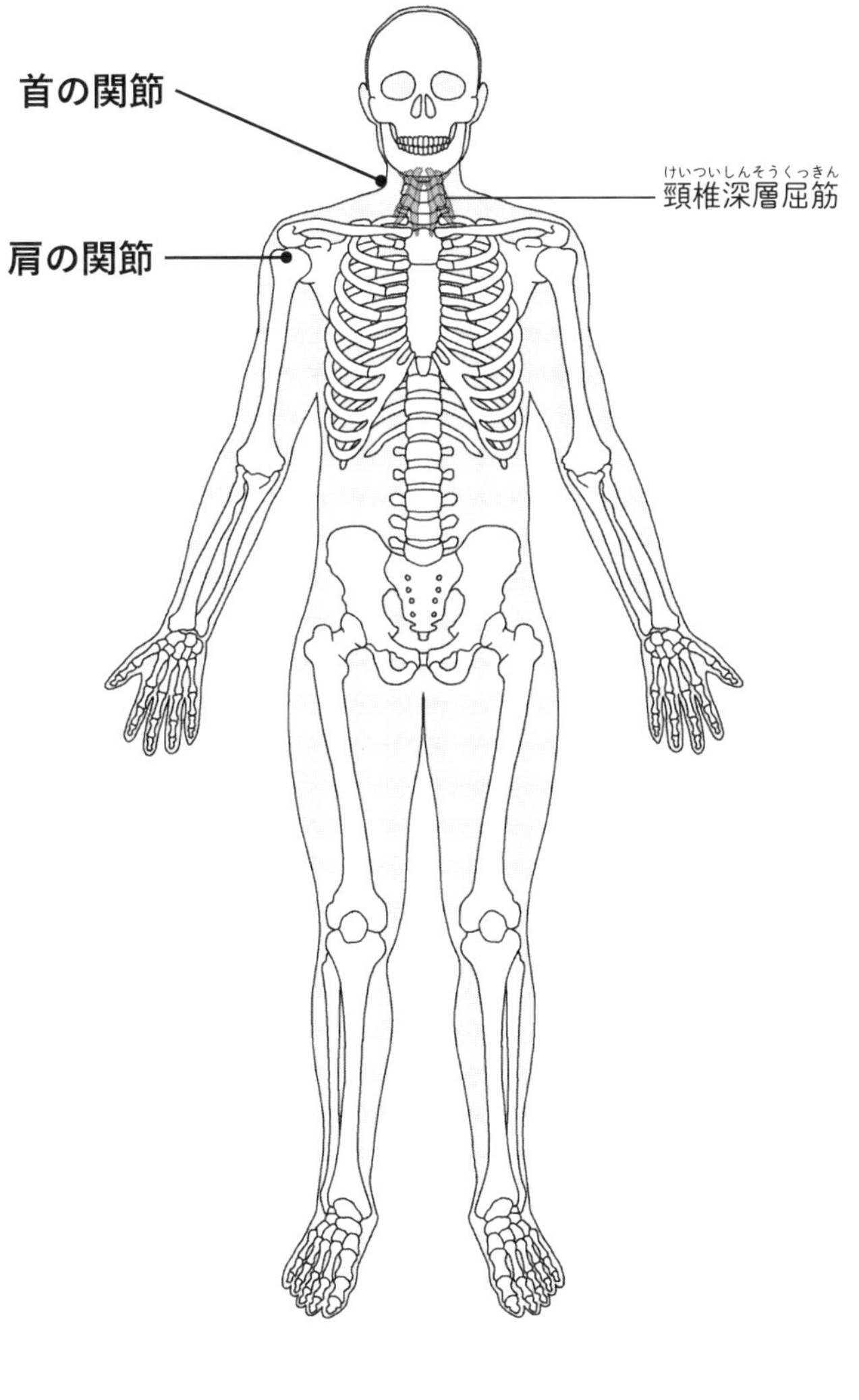

○アゴ引き歩きのやり方

文字どおりアゴを引きながら歩きます。最初は、どのくらい、どっちに向けて引くのかわからないと思いますので、まずは「アゴを引く」ところから始めましょう。

①頭の後ろを壁につけて、真っすぐに立ちます。

②後頭部が壁から離れないようにしながら、アゴを後ろに引きます。

※思わず息を止めてしまう人もいるのですが、呼吸は止めないでください。

正しい引き方

・前を真っすぐ向く

・引く前後で、アゴの高さはあまり変わらない
・アゴをしっかり、限界まで引くイメージ

間違った引き方
・後頭部が下がってはいけない
・呼吸を止めてはいけない

肩に力が入らないようにしてください。むしろ肩の力を抜くことを意識してください。

力を入れるのは、首の前のインナーマッスル（頸椎深層）だけ。うつむくときに首を曲げる筋肉です。

壁に立ってアゴを引く練習

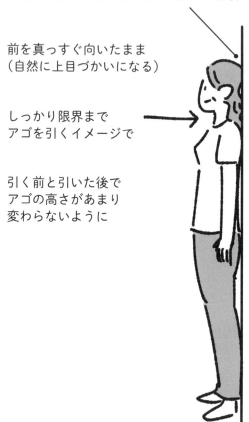

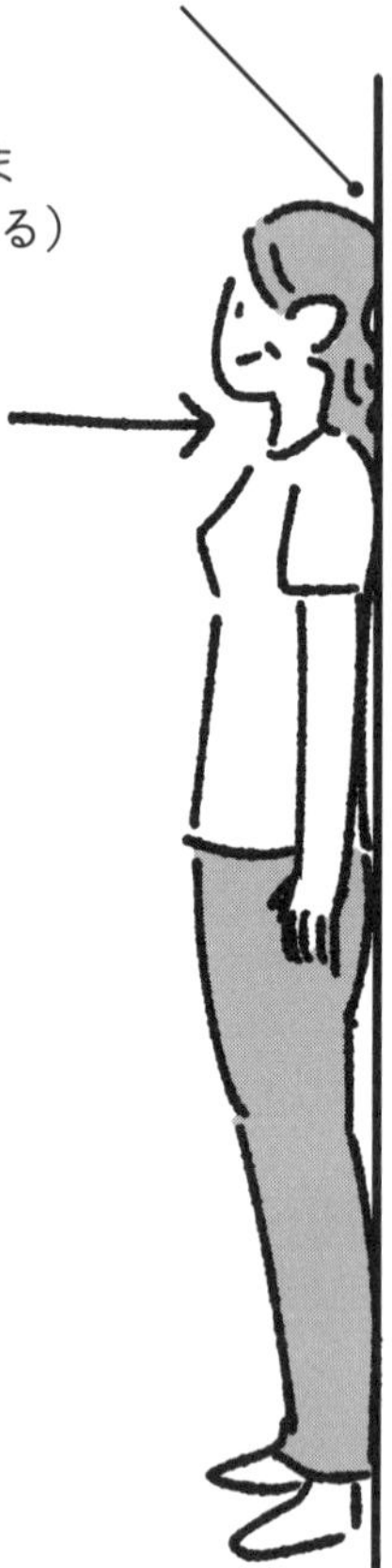
後頭部が壁から離れないように、アゴを引く
前を真っすぐ向いたまま
（自然に上目づかいになる）
しっかり限界まで
アゴを引くイメージで
引く前と引いた後で
アゴの高さがあまり
変わらないように

間違ったアゴの引き方

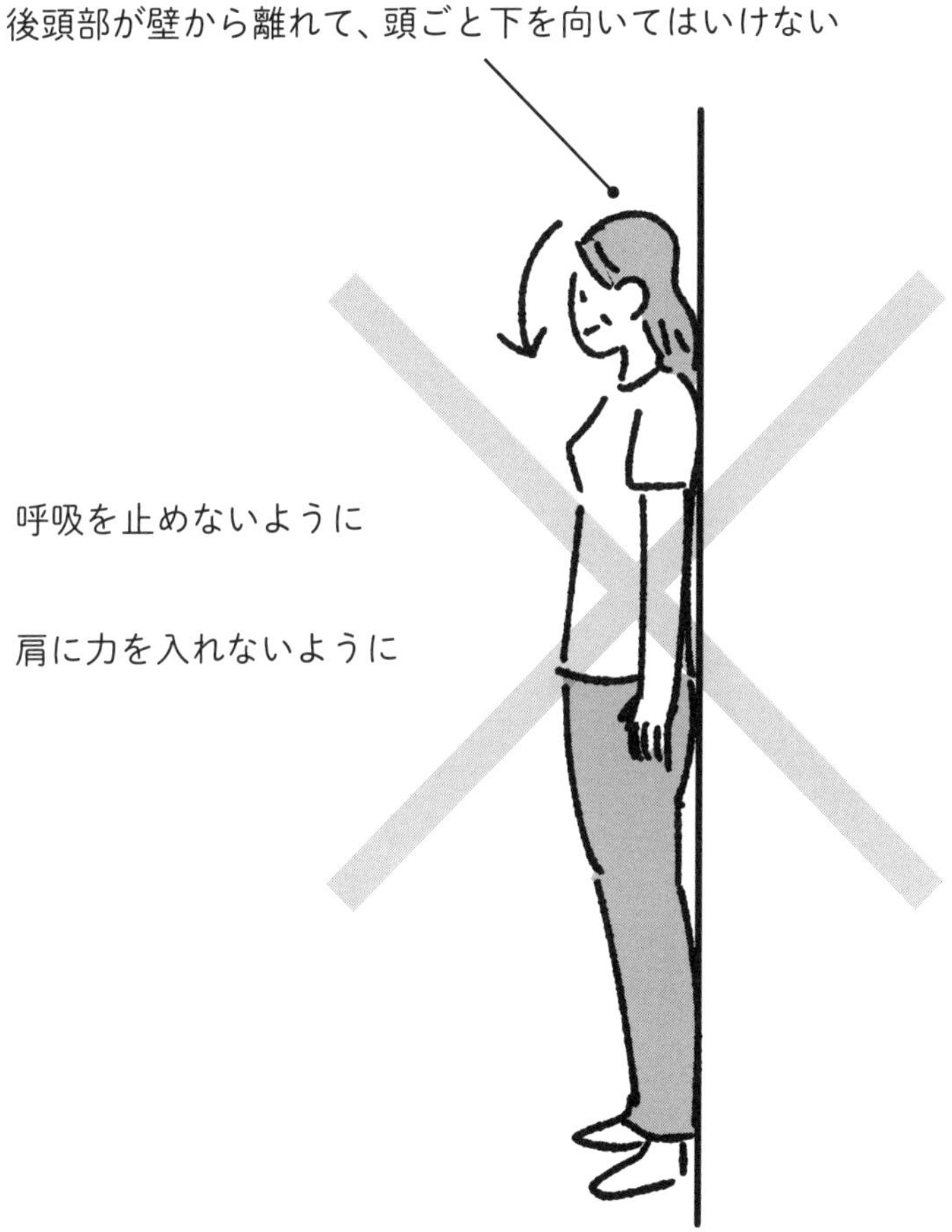
後頭部が壁から離れて、頭ごと下を向いてはいけない
呼吸を止めないように
肩に力を入れないように

できましたか？　少し目線が下がり、上目づかいになりますが、それでいいのです。

そのまま歩けば「アゴ引き歩き」になります。アゴを引いたまま、50歩歩いてみてください。

いつもこりを感じる首や肩のあたりがすっきりと感じられるのではないでしょうか？　きっと見た目にも、いつもの歩く様子よりも姿勢よく、シャキッとした印象に映っているはずです。

それを〝腰下げ歩き〟と合わせてもやってみましょう。

〝おなか凹ませ歩き〟と組み合わせることもできます。

「アゴ引き歩き」のやり方

前を真っすぐ向いたまま
（自然に上目づかいになる）

しっかり限界まで
アゴを引くイメージで

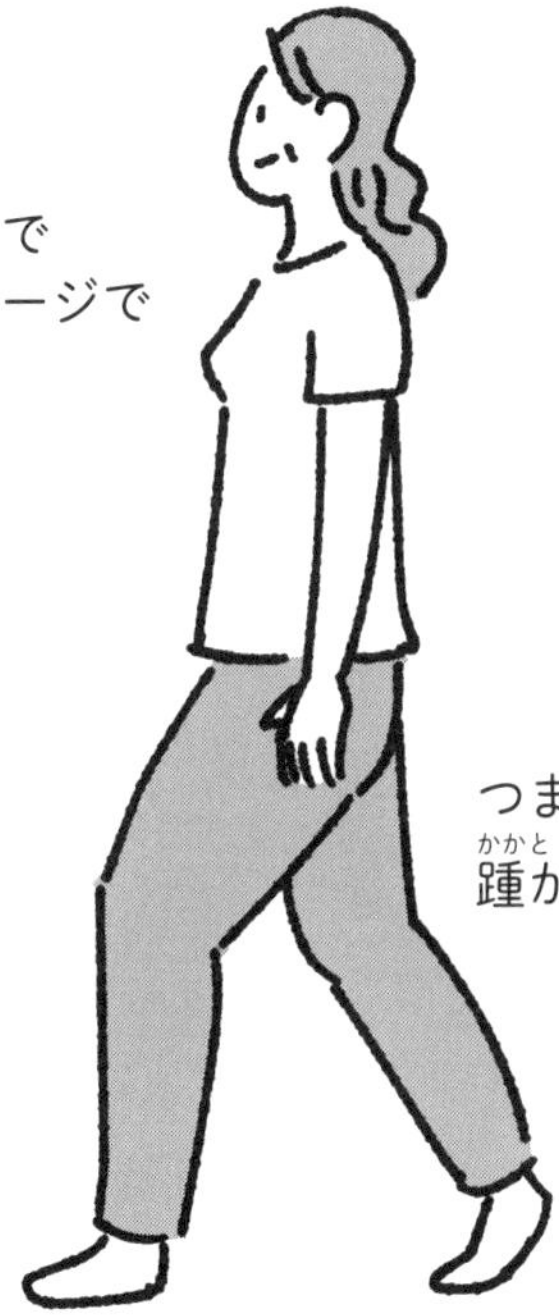

つまずかないように
踵《かかと》からしっかり着地する

アゴを引いたまま普通に歩く

「腰下げ歩き」＋「アゴ引き歩き」

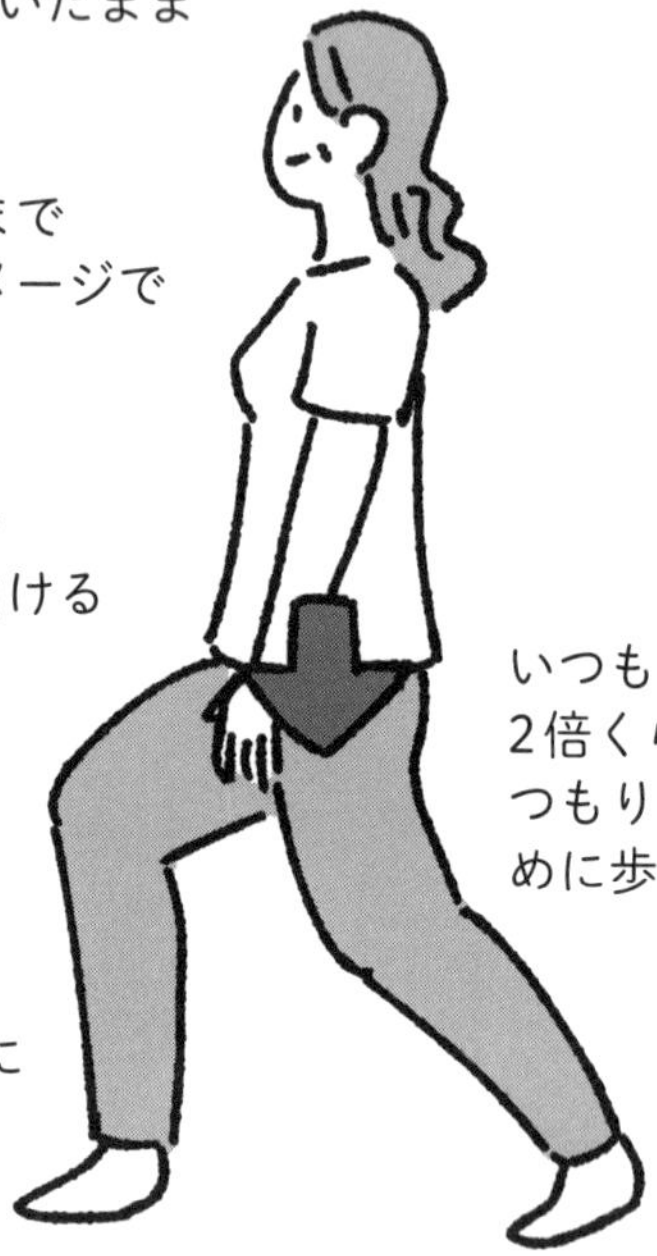
前を真っすぐ
向いたまま
しっかり限界まで
アゴを引くイメージで
ひざとつま先を
真っすぐ前に向ける
いつもの1.5～
2倍くらい大股の
つもりでゆっくり
めに歩く
つまずかないように
踵からしっかり
着地する

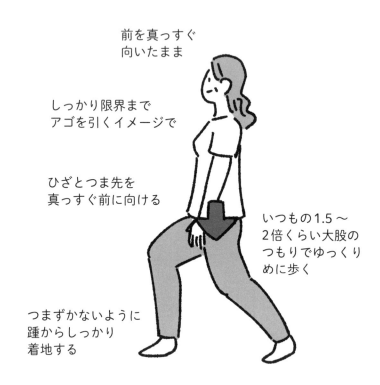

アゴを引いたまま、
腰を5～15cm下げて歩く

「お腹凹ませ歩き」＋「アゴ引き歩き」

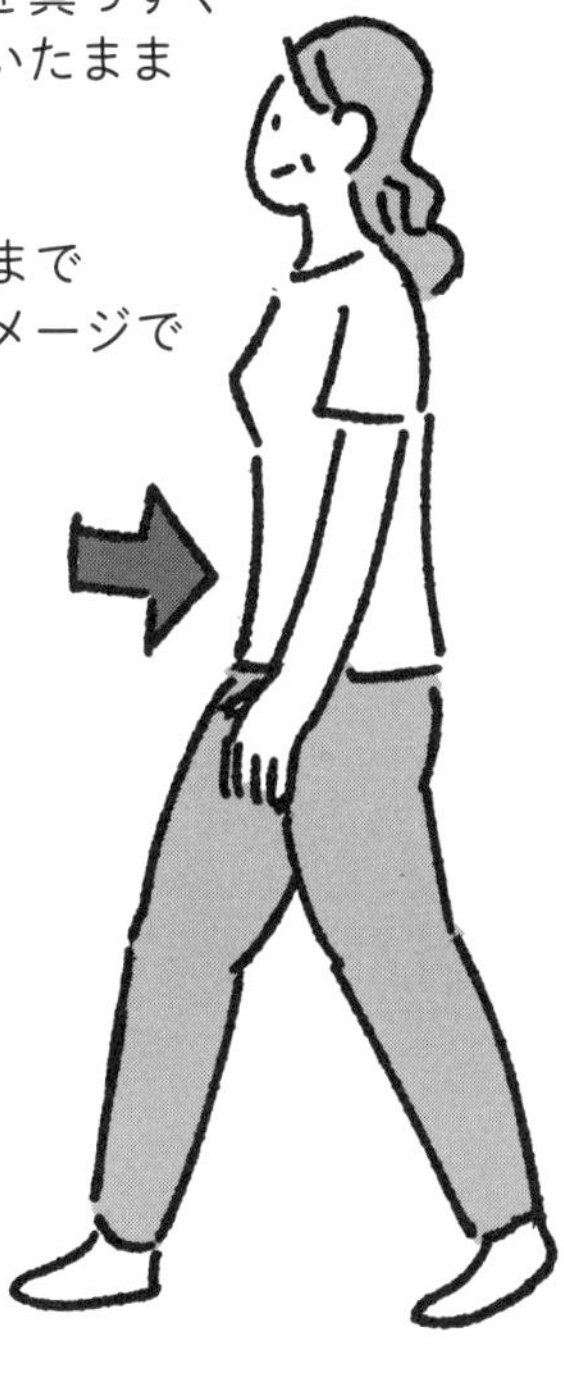
前を真っすぐ
向いたまま
しっかり限界まで
アゴを引くイメージで
いつもの呼吸を
意識して
つまずかないように
踵からしっかり
着地する

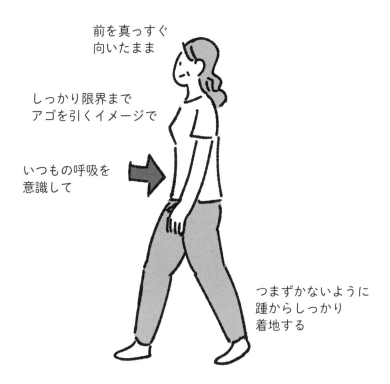

アゴを引いたまま、
おなかを凹ませて歩く

アゴ引き歩きが効く理由

頸椎深層屈筋を鍛えると、首関節が守られます。

首の痛みに最も悪い姿勢は「顔が前に出ること」です。

顔が前に出ると、「猫背」になります。背骨が丸くなって、体の中心軸よりも頭が前にきて、首が少し反《そ》っています。これは首を曲げるインナーマッスル（頸椎深層屈筋）がサボっている姿勢です。つまり、頸椎深層屈筋がダラダラ筋になっているということです。

肩甲骨が前のほうに巻かれると、「巻き肩」になります。

猫背と巻き肩は違うものですが、同時に起こることが多く、どちらにしても同

頸椎深層屈筋が首関節を守る

頸椎深層屈筋を
鍛える

↓

猫背や巻き肩の
改善・予防

↓

首・肩の痛み
リセット

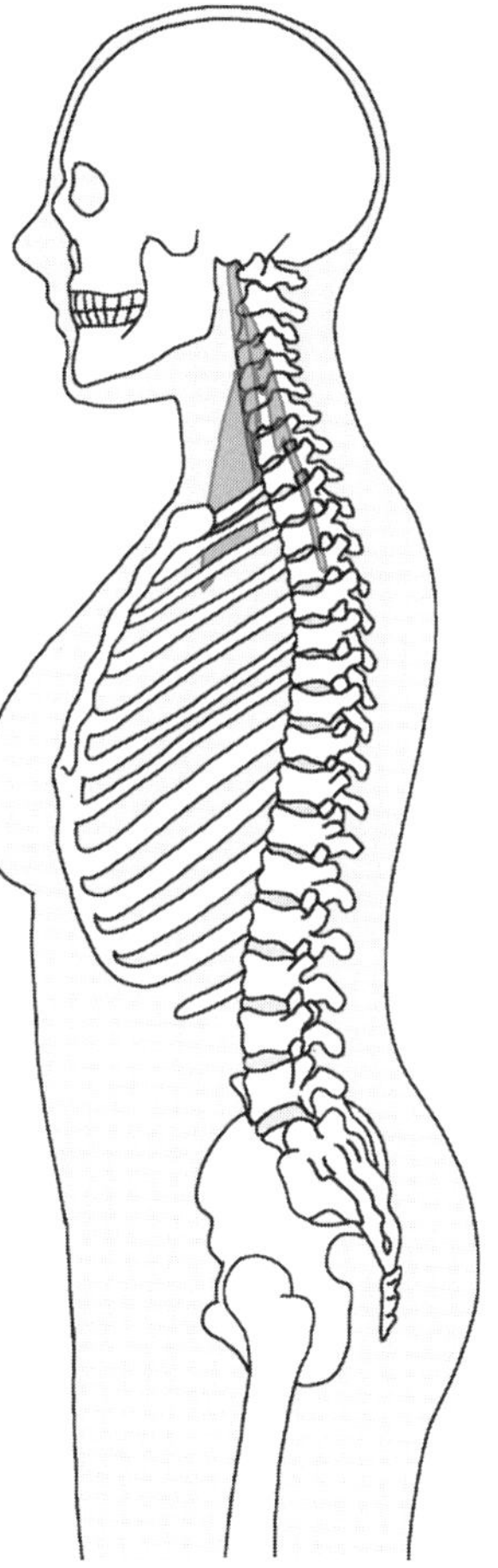

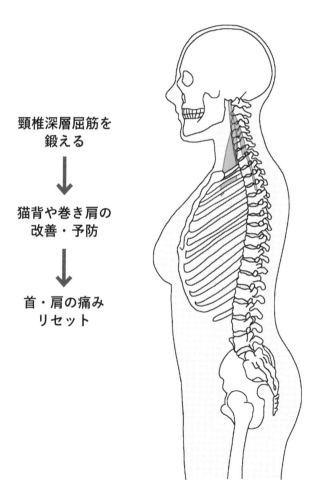

じように背中が丸くなり、首こりやストレートネック（首のカーブがなくなって、真っすぐな状態で骨が固定化してしまった首）を招きます。

ですから、猫背や巻き肩になってしまう体の動きと、逆の動きをする必要があるのです。

顔が前に出るとアゴが少し上がってしまうので、上がったアゴをそのまま後ろに引くことで、顔を戻します。

アゴを限界まで引くと、首のインナーマッスル（頸椎深層屈筋）に力が入ります。そうすると、首が安定します。

頸椎深層屈筋が刺激されて鍛えられれば、首のこりが解消します。

頸椎深層屈筋エクササイズが、頸部《けいぶ》に痛みがあるヘリコプター乗組員の症状改善に効果的だったという研究もあります（＊1）。

アゴ引き歩きは、首の痛みに効くだけではありません。肩甲骨のあたりが気持ち良くなり、「肩こり解消」にもなります。

体の内部では、筋肉のバランスも良くなります。たとえば、「歩く」という動作で「働く筋肉」と「休む筋肉」のバランスが適切になって、良い姿勢が保たれているような状態です。

猫背や巻き肩が解消されれば、悪かった姿勢も綺麗に見えるようになります。

これだけでぐっと若々しく見えるので、一石二鳥です！

首こり・肩こりと「血行」について

実は、首や肩がこるのには「血行」という要素も見逃せません。具体的に言うと、肩甲骨周囲筋《けんこうこつしゅういきん》の血行に問題があります。

アゴ引き歩きによって良い姿勢がとれるようになると、ダラダラ筋だった肩甲骨まわりの筋肉が上手に使えるようになっていきます。肩甲骨周囲筋がダラダラして巻き肩の状態になっている人も、良い姿勢をするだけでそれが改善するわけです。

ダラダラ筋がシャキッとするだけで、筋肉は使えています。そして、筋肉を使うためにはエネルギーを供給しないといけないので、その供給源である血液を送ります。それはつまり血行が良くなるということです。

さらに、次の「つばさ歩き」でより肩甲骨周囲筋に刺激を加えれば、もっと効果が期待できます。

この2つの歩き方で筋肉をほぐし、筋力をつければ、血行改善も期待できます。

肩こり解消「つばさ歩き」

特にこういう症状に⬇肩こり

肩こりの症状

・激痛というほどの痛みではない
・腕の近くより首や背中に近い肩が痛い
・頭を前後左右に傾けると痛い
・首を回すと痛い
・朝は特に痛みやこわばりが強い

「つばさ歩き」はここに効く

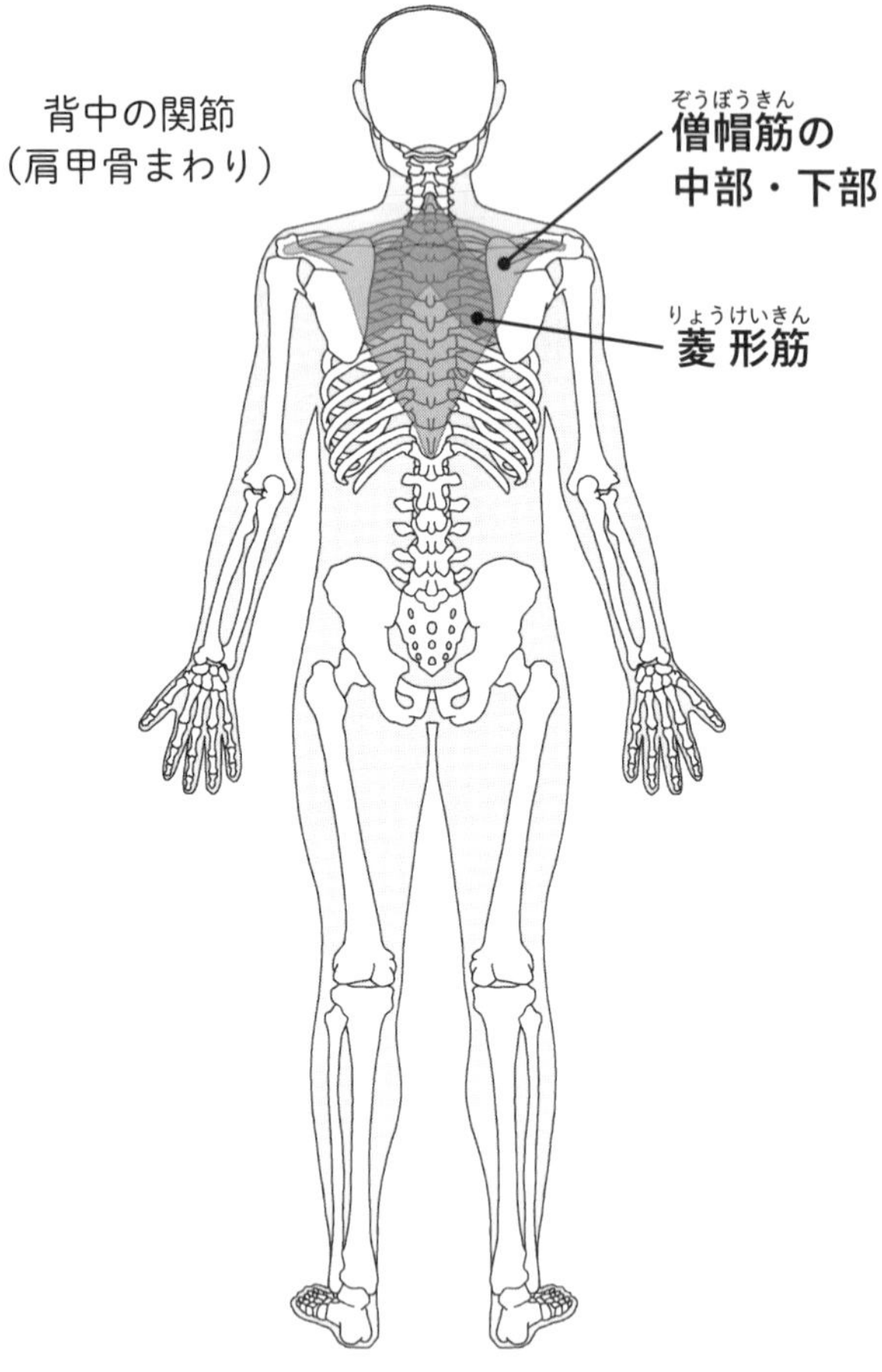

○つばさ歩きのやり方

腕を背中側で、お尻に沿うように、軽く振りながら歩きます。**肘《ひじ》を動かすのではなく、肩甲骨から動かしてください。**まるで鳥のつばさのように、背骨から腕が生えているイメージです。

大きく動かす必要はありません。ペンギンのように、手のひらがお尻の内外を小さく往復するくらいの小さな動きを交互にするだけでいいのです。

ただし、背中の肩甲骨が動いていることを意識してください。

ポイントをまとめると、

・腕に力を入れず、肩がだらんとリラックスした状態で
・肩甲骨の周囲の筋肉に力を入れない
・腕は「前後」ではなく、後ろで「左右」に振る

・手のひらは前を向け、その向きを変えない
・肩を上げない（上げると逆に肩こりの原因になります）

動かし方がわかったら、腕を動かしながら歩いてみましょう。

そして、腰下げ歩き、おなか凹ませ歩き、とも組み合わせてみましょう。

とても簡単なので、肩こりや首こりがある人は50歩といわず、できるところまでやるといいでしょう。目的地を決めて、そこまで「肩こり解消・つばさ歩き」をしてください。

もちろん、大きなデイパックや小さなお孫さんなどを背負っていたらできないと思います。できるときに、できる範囲でやってください。

腕の振り方

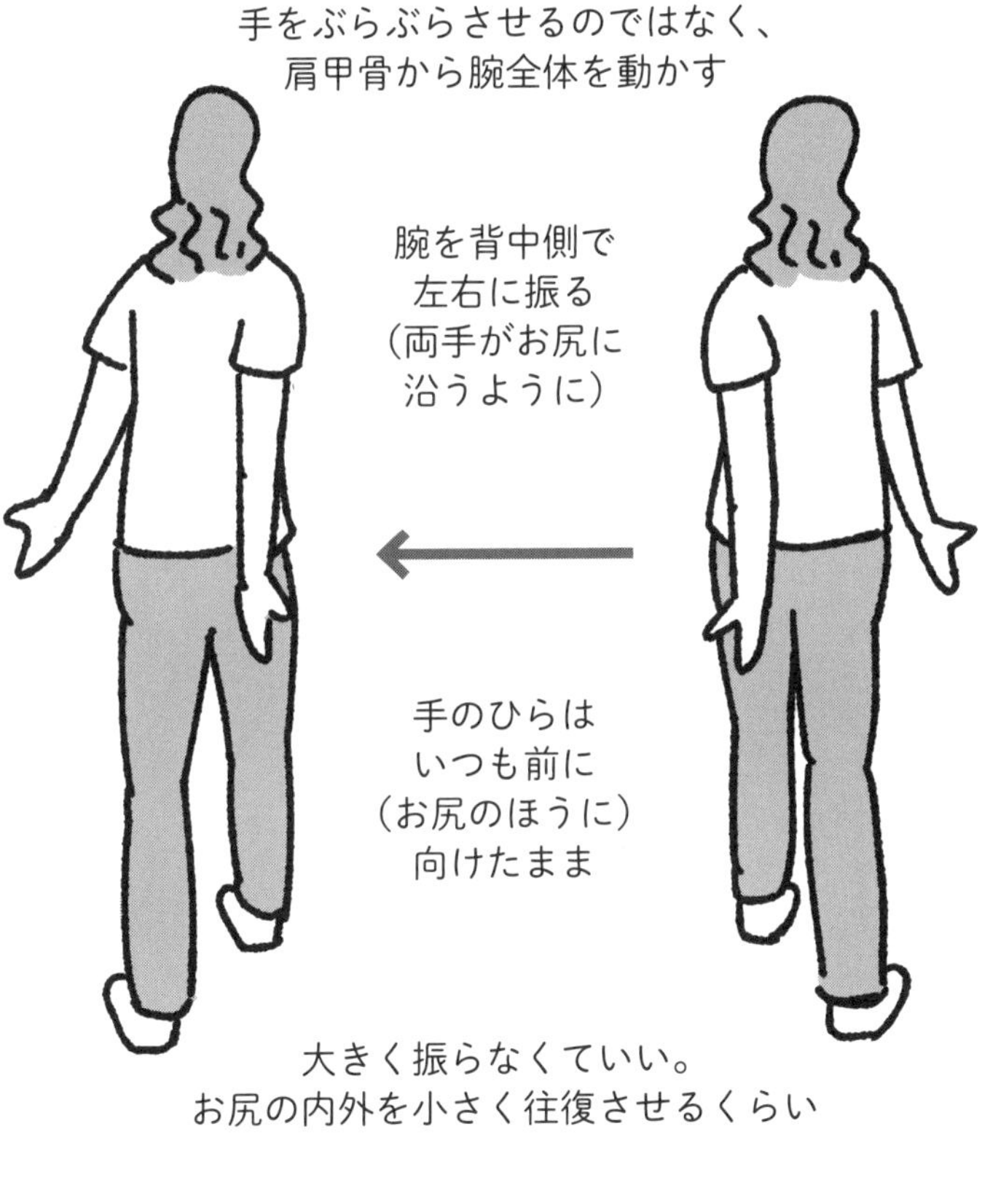
手をぶらぶらさせるのではなく、
肩甲骨から腕全体を動かす
腕を背中側で
左右に振る
（両手がお尻に
沿うように）
手のひらは
いつも前に
（お尻のほうに）
向けたまま
大きく振らなくていい。
お尻の内外を小さく往復させるくらい

「つばさ歩き」のやり方

肩はだらんとリラックスした状態で

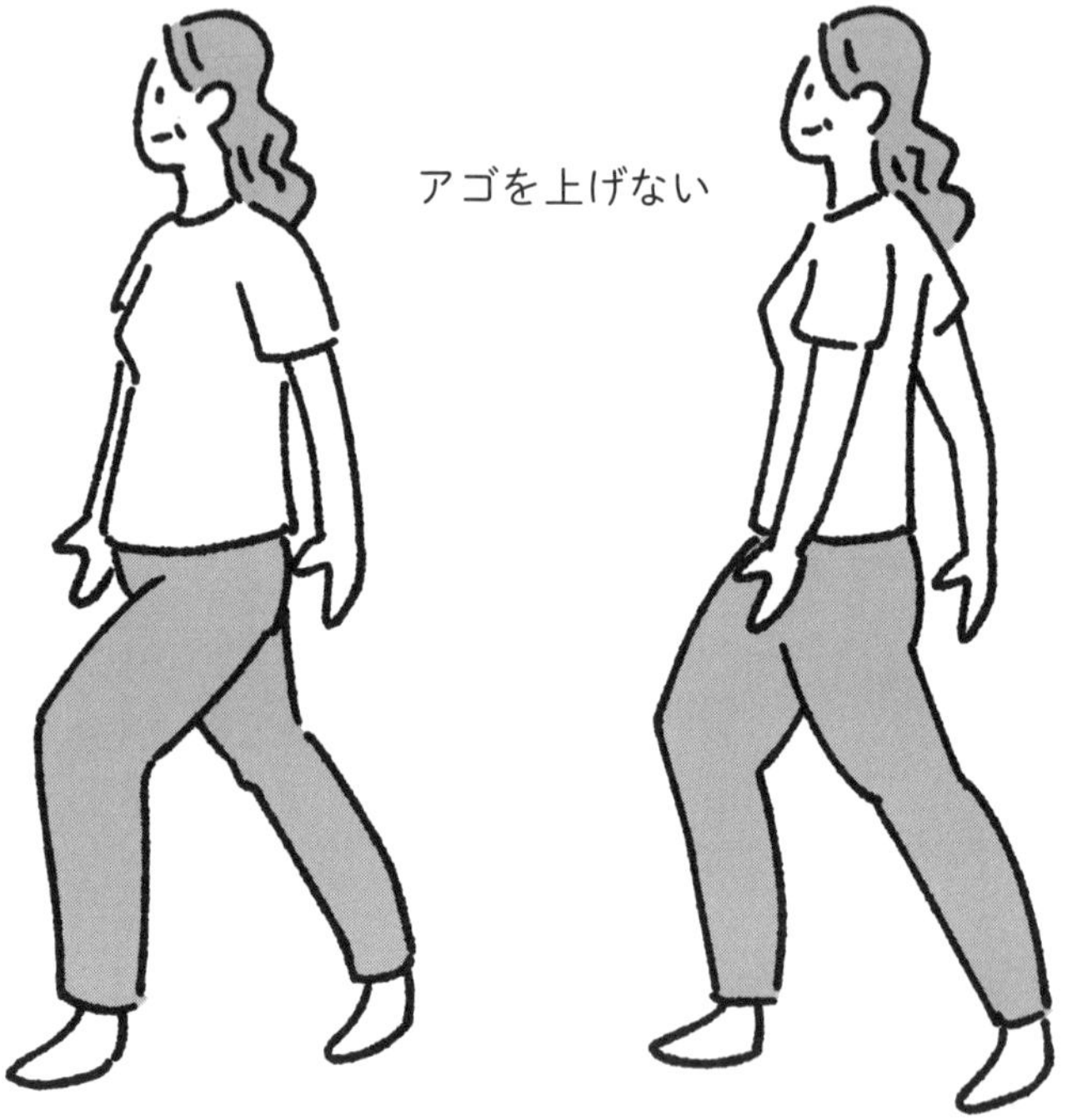

腕を背中側で動かしながら普通に歩く

間違った「つばさ歩き」

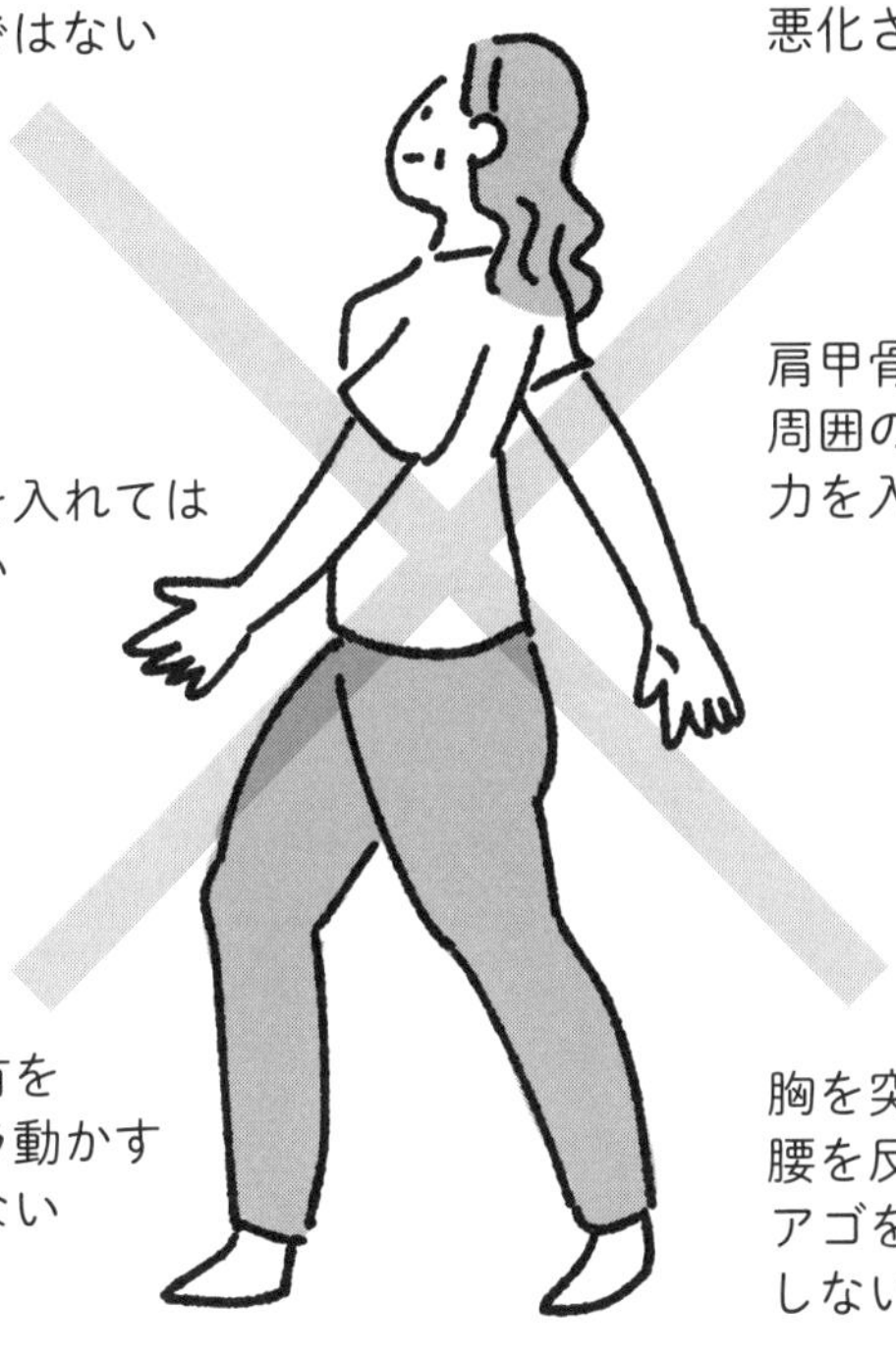
腕を前後に
振るのではない
肩を上げない
(肩こりを
悪化させます)
肩甲骨の
周囲の筋肉に
力を入れない
腕に力を入れては
いけない
肘や手首を
ブラブラ動かす
のではない
胸を突き出して
腰を反ったり
アゴを上げたり
しない

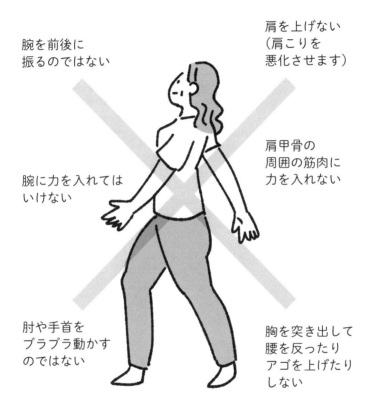

「腰下げ歩き」＋「つばさ歩き」

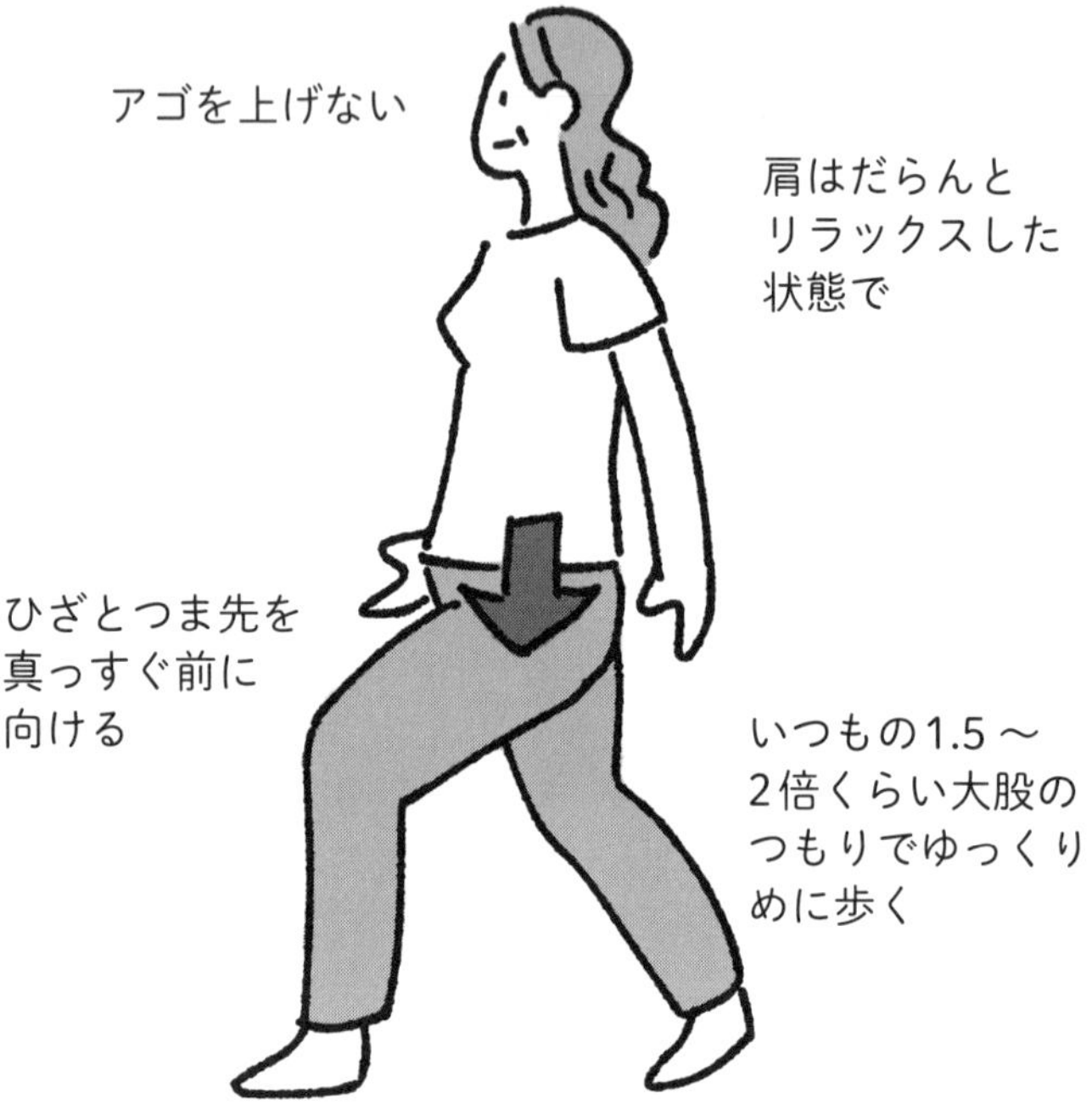

腕を背中側で動かしながら、
腰を5～15cm下げて歩く

「おなか凹ませ歩き」＋「つばさ歩き」

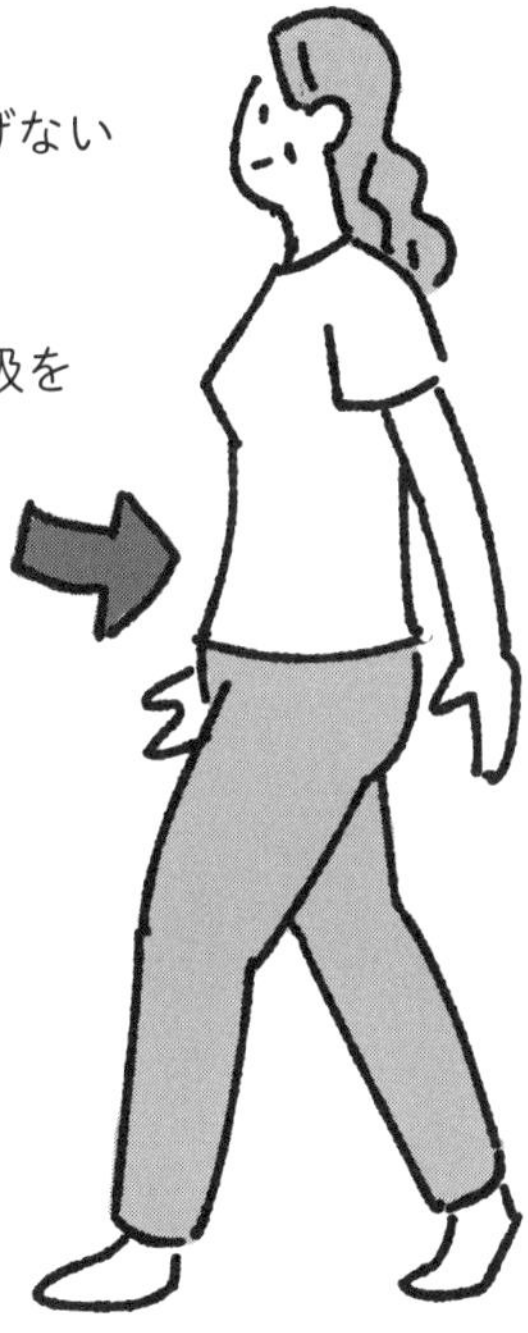
アゴを上げない
肩はだらんと
リラックスした
状態で
いつもの呼吸を
意識して

腕を背中側で動かしながら、
おなかを凹ませて歩く

つばさ歩きが効く理由

手をお尻の外に動かすときに、肩甲骨は「上方回旋《じょうほうかいせん》」します。そして内側に動かすときには、「下方回旋《かほうかいせん》」します。この肩甲骨のスムーズな上方・下方回旋の繰り返しには常に僧帽筋の中部・下部が働く必要があります。つまり、このつばさ歩きの動きによって僧帽筋の中部・下部が鍛えられるというわけです。

僧帽筋の中部・下部が鍛えられると肩甲骨の動きが良くなるので、結果的に肩関節が守られることになります。

肩こり解消の鍵は、肩甲骨の「上方回旋」です。肩こりや首の痛みがある人は、肩甲骨の上方回旋が少ないのです。

健康な人と比較して、首に痛みのある患者さんは、利《き》き手側もそうでない側も

腕を動かすたびに肩甲骨が回旋する

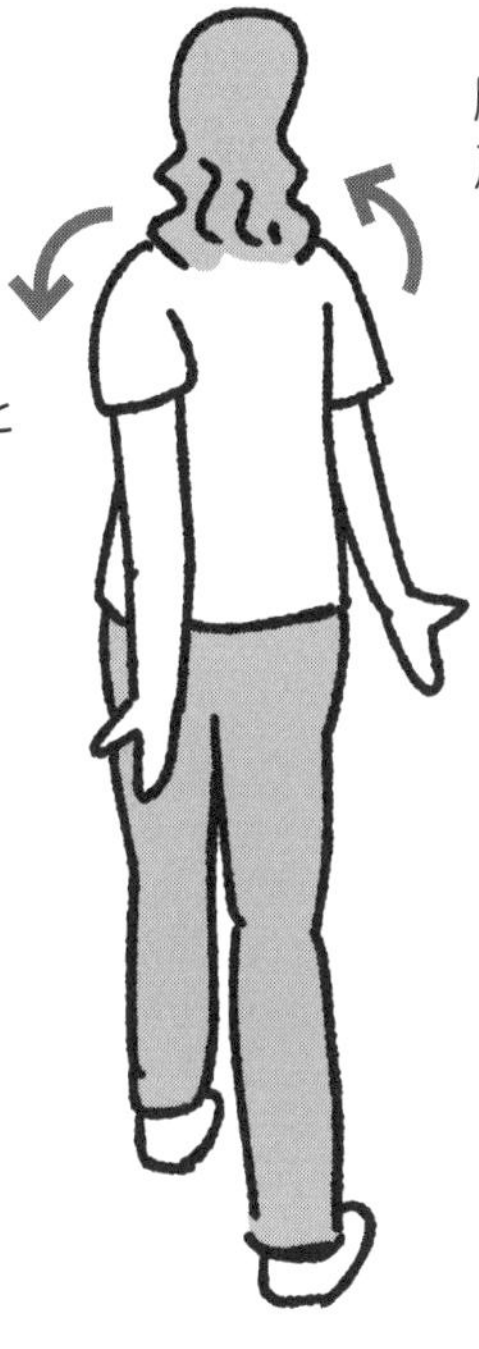
腕を外側に動かすと
肩甲骨は上方回旋
腕を内側に動かすと
肩甲骨は下方回旋

**この繰り返しで僧帽筋の
中部と下部が鍛えられる**

↓

肩関節が守られる

肩甲骨の上方回旋が少なく、肩こり・首こりがある人は肩甲骨の上方回旋が不足していたと報告されています（＊2）。

肩甲骨が寄った状態で腕を上げると、肩甲骨が上方回旋します。

つばさ歩きでは、腕が振られる方向が前後ではなく、内外方向に振り子のように振られるので、肩甲骨が上方回旋する動きを自然に作ることができるのです。

いつも肩こりがある人や、肩こりをしやすい人は、僧帽筋の上部の線維《せんい》が硬くなっていて、僧帽筋の下部の線維の筋力が弱くなっています。

事実、肩こりや首こりがある人は僧帽筋下部が弱っている傾向があると報告されています（＊3）。

お尻に沿うように手を振ると、僧帽筋の中・下部と菱形筋（肩甲骨を背中に寄せる筋肉）が働いて、肩甲骨は背中に寄ります。これは巻き肩と逆の状態で、良い姿勢を維持することにもなります。**この状態で肩甲骨がいい場所に来ると、土**

台である肩関節への負担が減ります。

肩関節はいろいろな方向に動かせる

二足歩行に進化し、手をさまざまな用途で使うことが必要になった人間において、肩関節は大きな可動域（動かす範囲）が求められます。事実、人体において圧倒的に正常可動域が大きいのが肩関節です。しかし、それゆえ、繊細でダメージを受けやすいというデメリットもあります。

肩の関節は、外旋《がいせん》・内旋《ないせん》・屈曲《くっきょく》・伸展《しんてん》・外転《がいてん》・内転《ないてん》の方向に動かせます。

ここまでに何度も「回旋」という言葉を使ってきましたが、肩の回旋は「外旋と内旋」を合わせた概念です。

肩関節はよく動かして固めないことが大切です。良い状態の関節なら図にある範囲まで動きます（特に重要な動きを例に紹介します）。

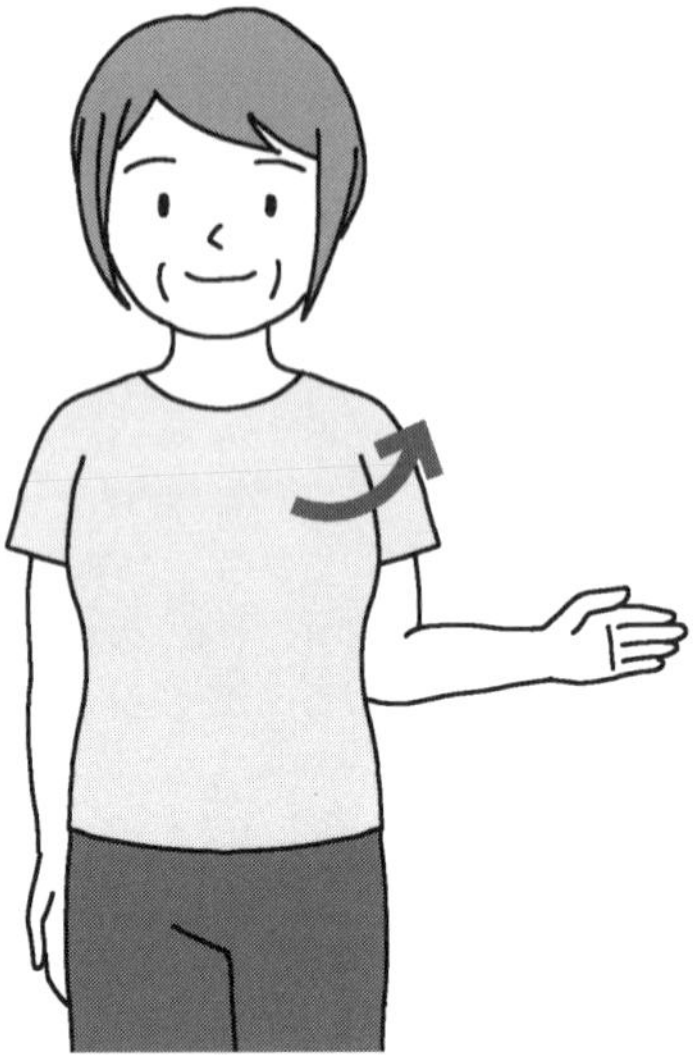

肩関節の外旋

肘を曲げて正面に向けた
状態を0度として、
外側に60度まで動く

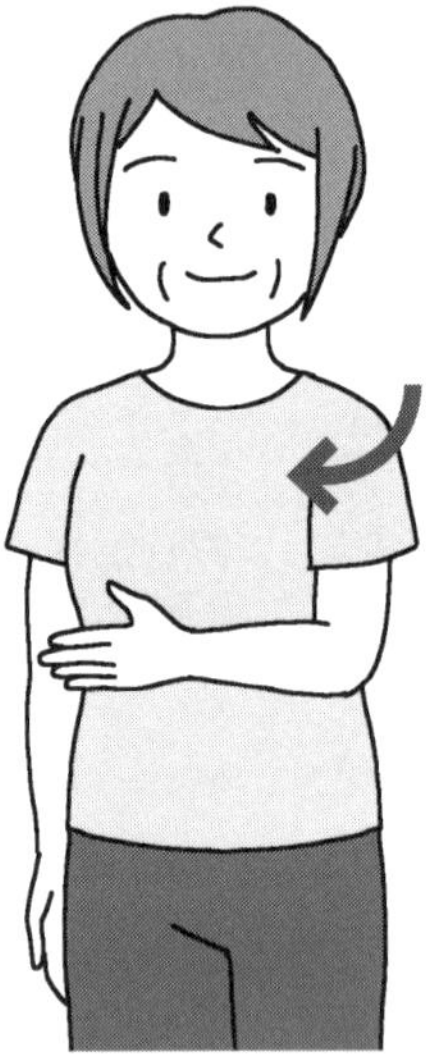

肩関節の内旋

肘を曲げて正面に向けた
状態を0度として、
内側に80度まで動く

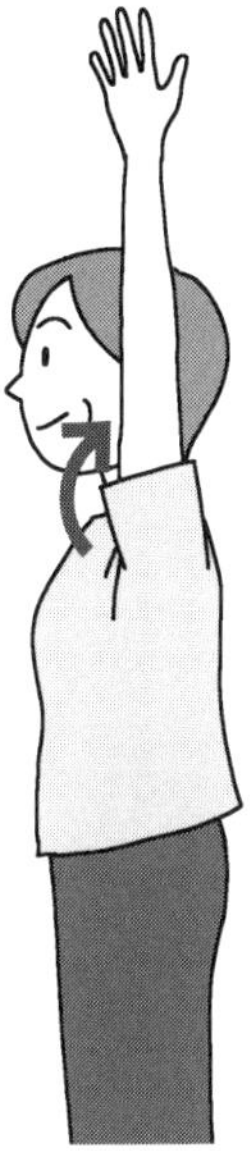

肩関節の屈曲

腕を真っすぐ下ろした
状態を0度として、
前側に180度まで動く

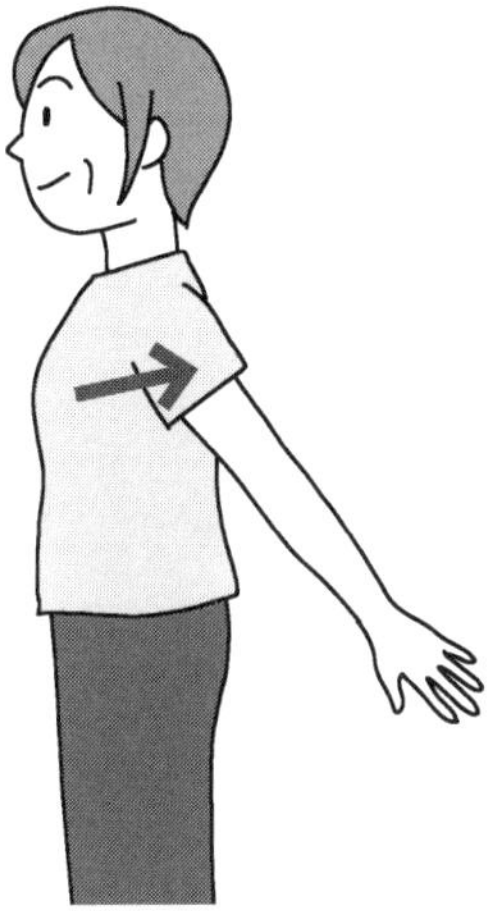

肩関節の伸展

腕を真っすぐ下ろした
状態を0度として、
後ろ側に50度まで動く

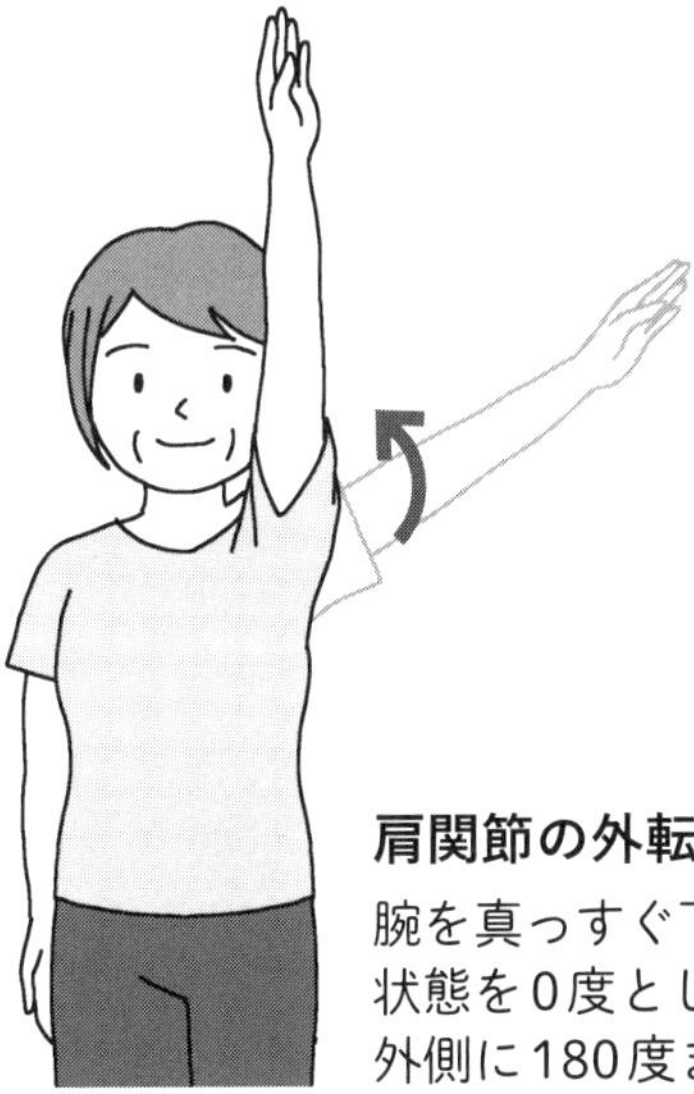

肩関節の外転

腕を真っすぐ下ろした
状態を0度として、
外側に180度まで動く

肩関節が固まってくると、関節包に炎症が起こり、痛みが出てから徐々に関節包が硬くなり、その結果、肩が動く範囲が狭くなります。それが五十肩の症状です。

肩甲骨をめぐるアウターマッスルとインナーマッスルの攻防

肩甲骨は、安定していることが大切です。

肩甲骨と肋骨および背骨とのつながりは筋肉でしか支えられていないので、安定するためには肩甲骨の周囲筋に頑張ってもらわなければいけません。背骨とのつながりが弱くて、肩甲骨の周囲筋も弱くて頑張れていないと、肩に痛みが出やすくなります。ですから、ぜひ肩甲骨のインナーマッスルを鍛えてください。

肩甲骨にとってのインナーマッスルは、背骨に肩甲骨を引き寄せる筋肉です。

具体的には僧帽筋の中部と下部です。

厳密に言うと、肩甲骨周囲筋のインナーマッスルとは菱形筋などの深層筋を指しますが、本書では、肩甲骨を体幹に寄せて安定させる筋肉として「肩甲骨のインナーマッスル」と表現しています。

この肩甲骨におけるインナーマッスルとアウターマッスルの分類は、歌島独自の分類だということをことわっておきます。

肩甲骨にとってのアウターマッスルは、背骨から肩甲骨を遠ざける筋肉で、僧帽筋の上部や小胸筋《しょうきょうきん》と定義できるでしょう。

姿勢が悪くて肩こりを起こすのは、アウターマッスルからずっと引っ張られてインナーマッスルが弱ってきたからだとも言えます。

本来、肩甲骨は背骨に近い位置にあることが望ましく、それが良い姿勢につながります。巻き肩、猫背、いかり肩など、悪い姿勢が日常的になっていると、肩甲骨が背骨から遠ざかることになります。

ダラダラ筋もクタクタ筋も、血流が悪くなって痛みが出ますが、より、ダラダラ筋のほうが痛みを感じやすい傾向があります。

巻き肩や猫背になると、肩甲骨周囲のインナーマッスルが伸びてしまいます。そうなると、肩こりが発症・悪化します。

皮肉な話ですが、肩甲骨周囲のインナーマッスルを伸ばすストレッチをやり過ぎると、肩こりが悪化する可能性があることも覚えておいてください。**伸ばすだけでは、むしろ筋力が落ちることもあるのです。**そもそもダラダラ筋は筋肉が伸びきっている状態でもあるので、それをさらに伸ばすストレッチは逆効果の可能性すらあります。筋力が落ちれば、その筋肉は硬くなっていきます。

つばさ歩きはストレッチではなく、僧帽筋中部・下部などの肩甲骨周囲筋を鍛える動きです。

あなたの肩甲骨の位置は正しい？

良い姿勢

肩甲骨と背骨が
近い位置にある

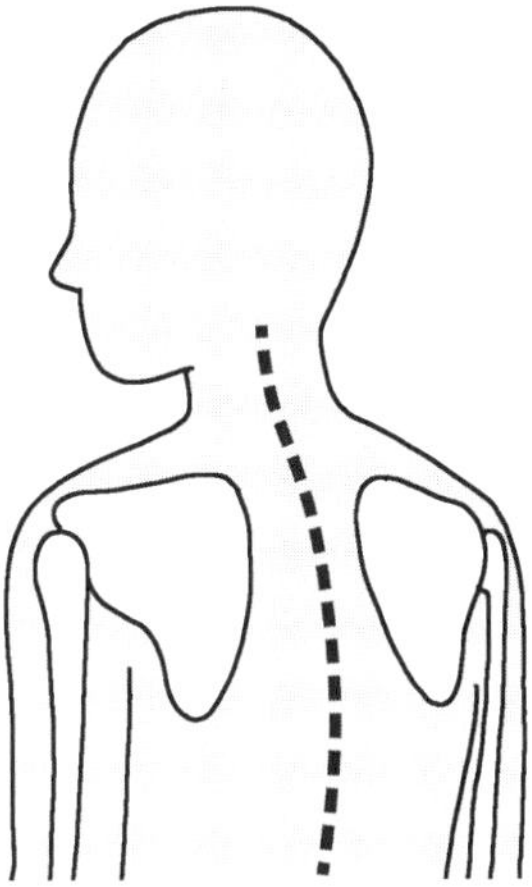

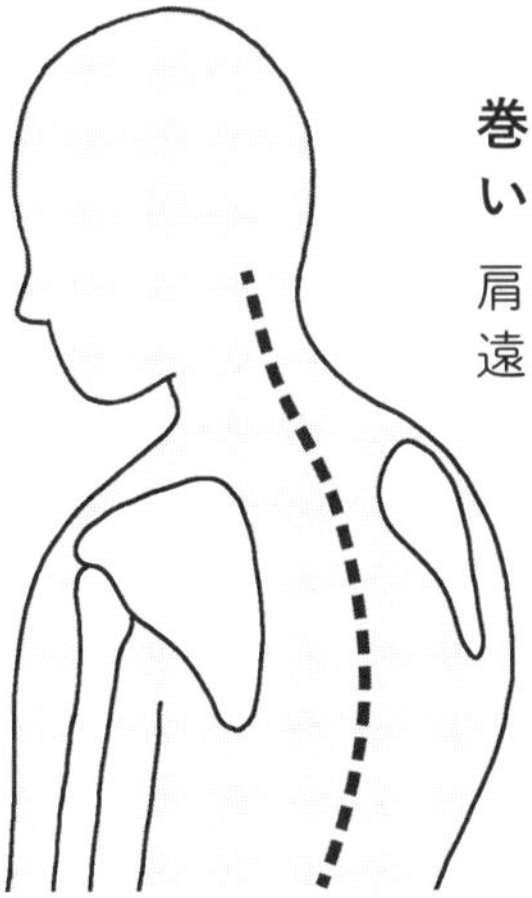

巻き肩、猫背、
いかり肩

肩甲骨と背骨が
遠ざかる

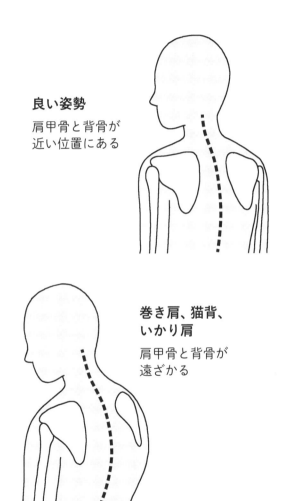

肩に効く「手のひら返し歩き」

特にこういう症状に➡四十肩・五十肩などの肩関節痛、腱板損傷《けんばんそんしょう》・腱板断裂

四十肩・五十肩の症状

・腕を上げると痛む、腕を上げにくい

・腕を背中に回すと痛む、手を背中に回せない

腱板損傷・腱板断裂の症状

・腕をひねったり遠くに伸ばしたりすると痛む

・肩に力が入りにくい

「手のひら返し歩き」はここに効く

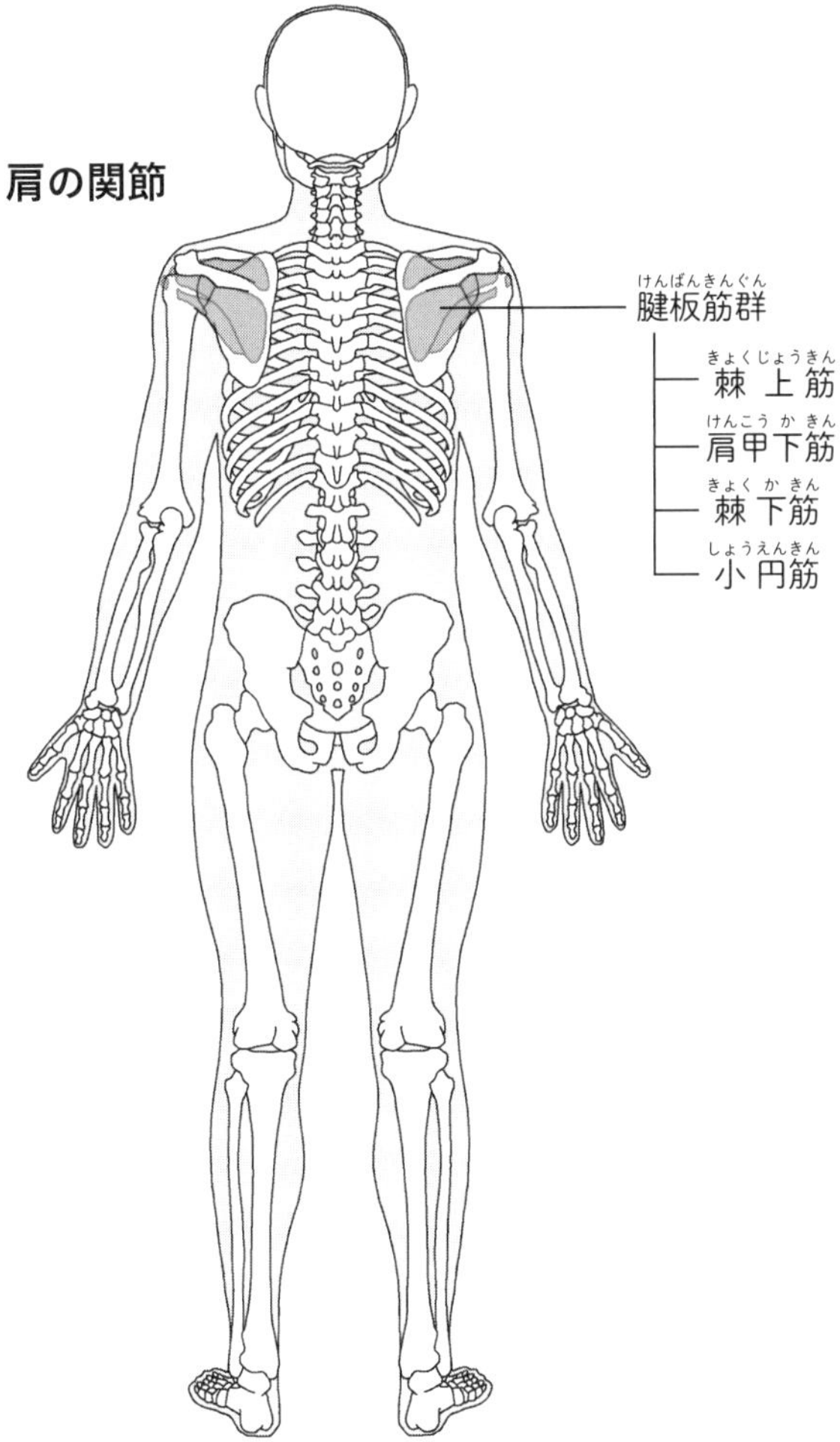

○手のひら返し歩きのやり方

腕が前にきたときに手のひらを前に、腕が後ろにいったときに手のひらが後ろになるように、手のひらを返しながら、腕を大きく振って歩きます。

肘ではなく、肩から動かします。腕を振り上げ、力を抜いて下ろして、後ろに振ります。

勢いよく振る必要はありません。むしろ、弱い負荷のほうがいいのです。勢いよく、力強く振ると、インナーマッスルではなくアウターマッスルが刺激されるので、狙った効果が得られません。

とても簡単なので、肩こりや首こりがある人は50歩といわず（163ページ参照）、できるところまでやるといいでしょう。目的地を決めて、そこまで「手の

手のひらの返し方

1 腕が前のときは、手のひらは前向き

2 腕が後ろのときは、手のひらは後ろ向き

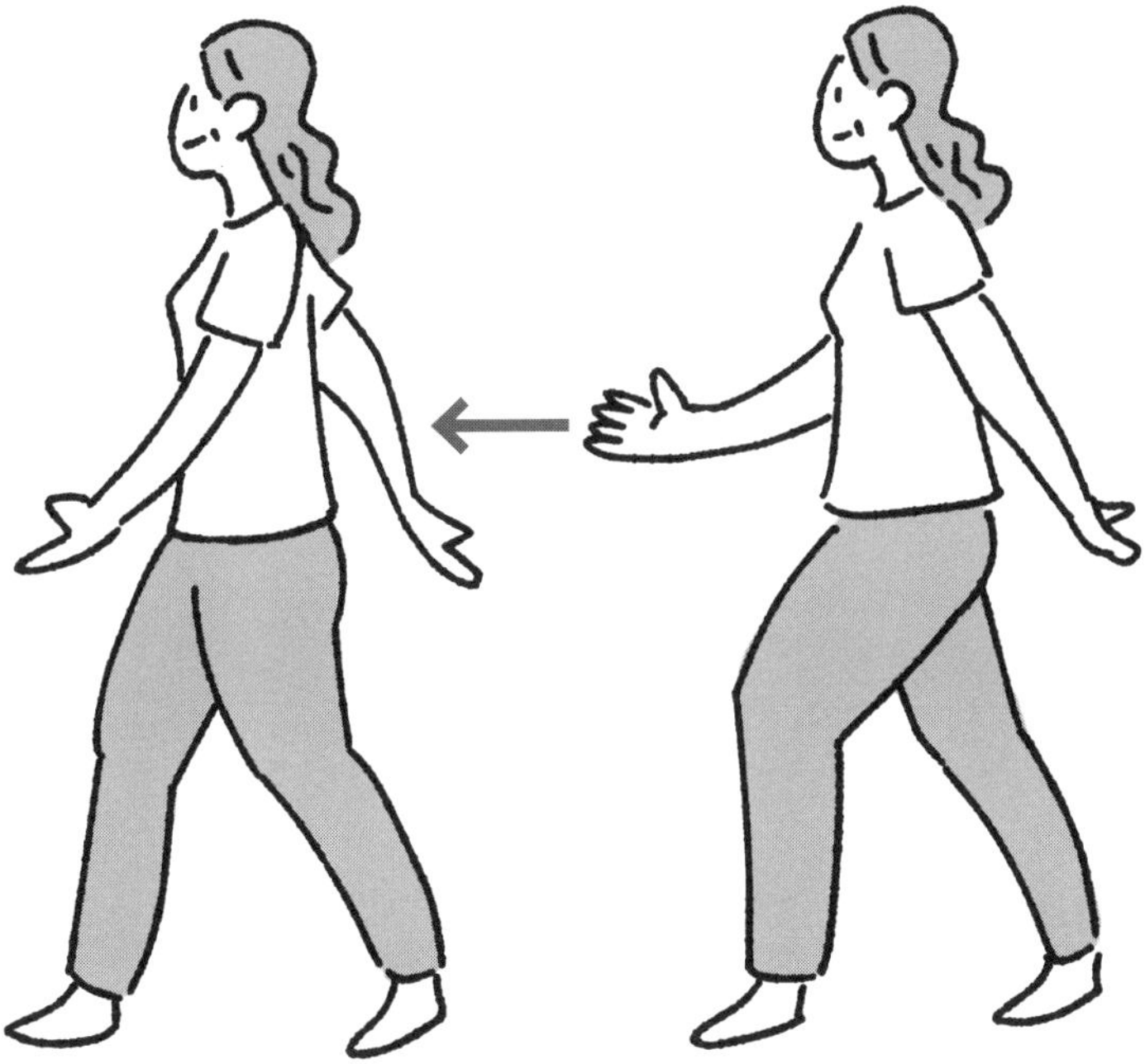

ひら返し歩き」を続けてください。

手のひら返し歩きで働かせるのは、関節を安定させる「腱板筋群」です。肩は最も不安定なところなので、安定させる腱板筋群が常に働いているのですが、加齢とともに腱板筋群は弱ってきます。

手のひら返し歩きは、腱板筋群がちゃんと使える状態を維持するための〝ながら歩き〟です。

この歩き方をすれば肩が綺麗に動いて長持ちし、「五十肩」「腱板損傷」の予防や治療につながります。

腰下げ歩き、おなか凹ませ歩きと一緒にすることもできます。

「手のひら返し歩き」のやり方

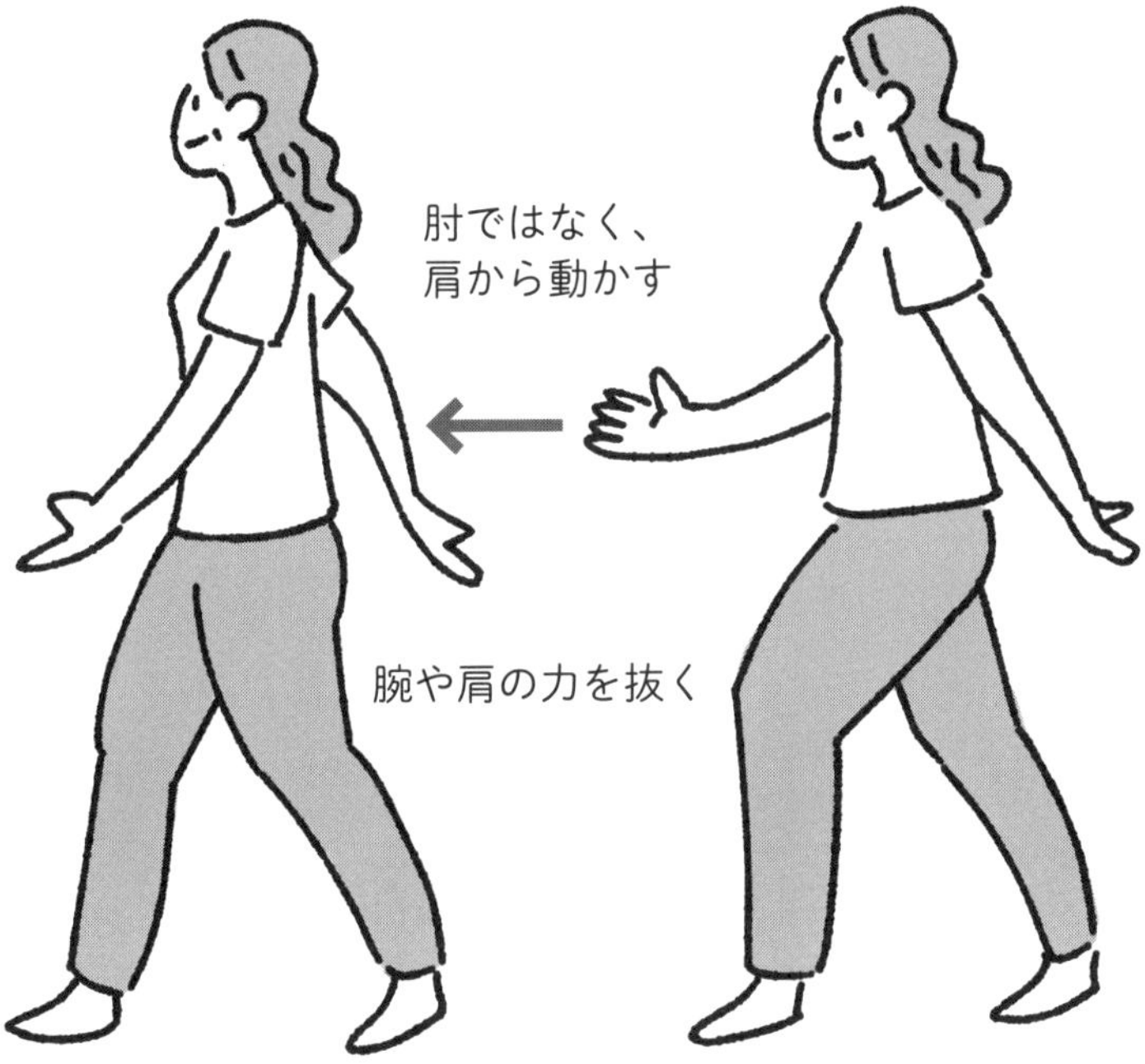

手のひらを返しながら、腕を大きく振って歩く

「腰下げ歩き」＋「手のひら返し歩き」

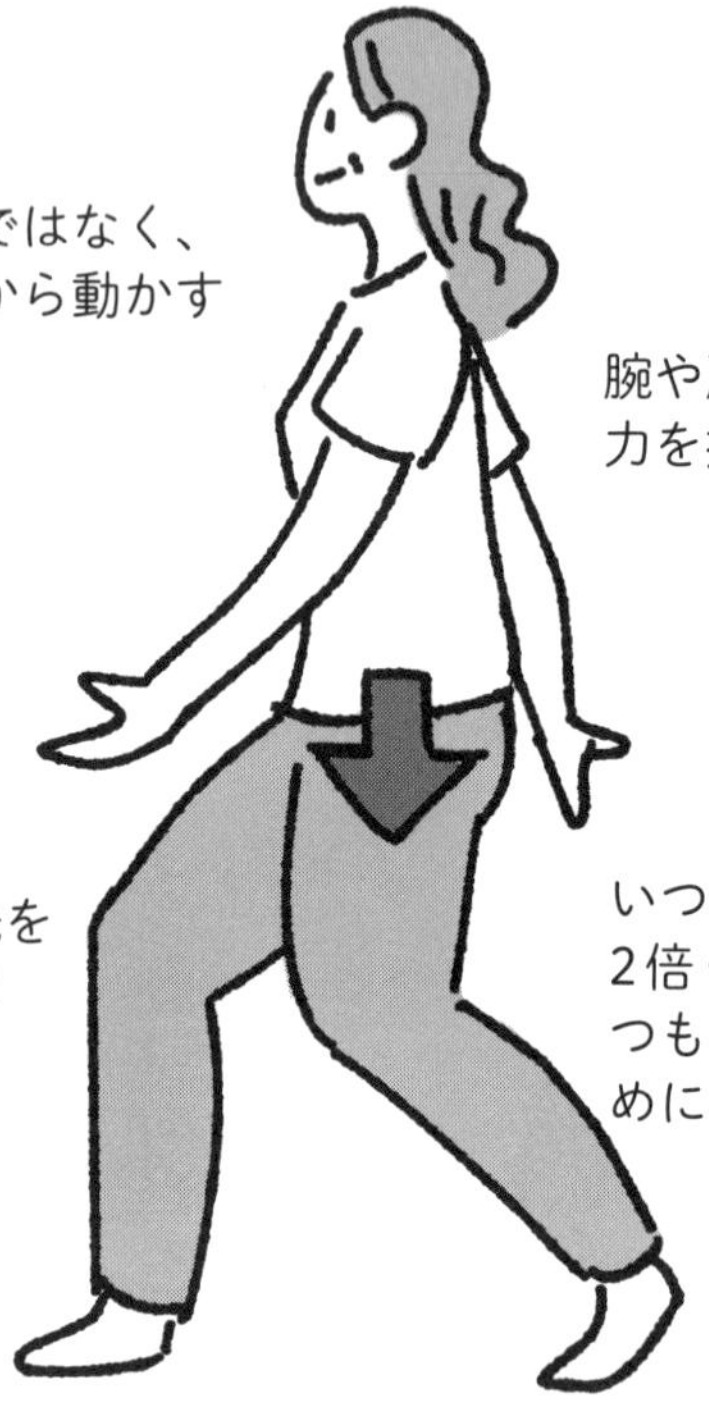

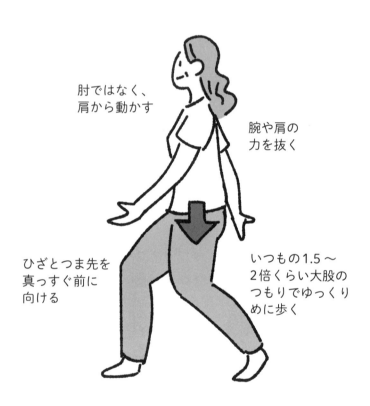

手のひらを返しながら腕を大きく振って、
腰を5～15cm下げて歩く

「おなか凹ませ歩き」＋「つばさ歩き」

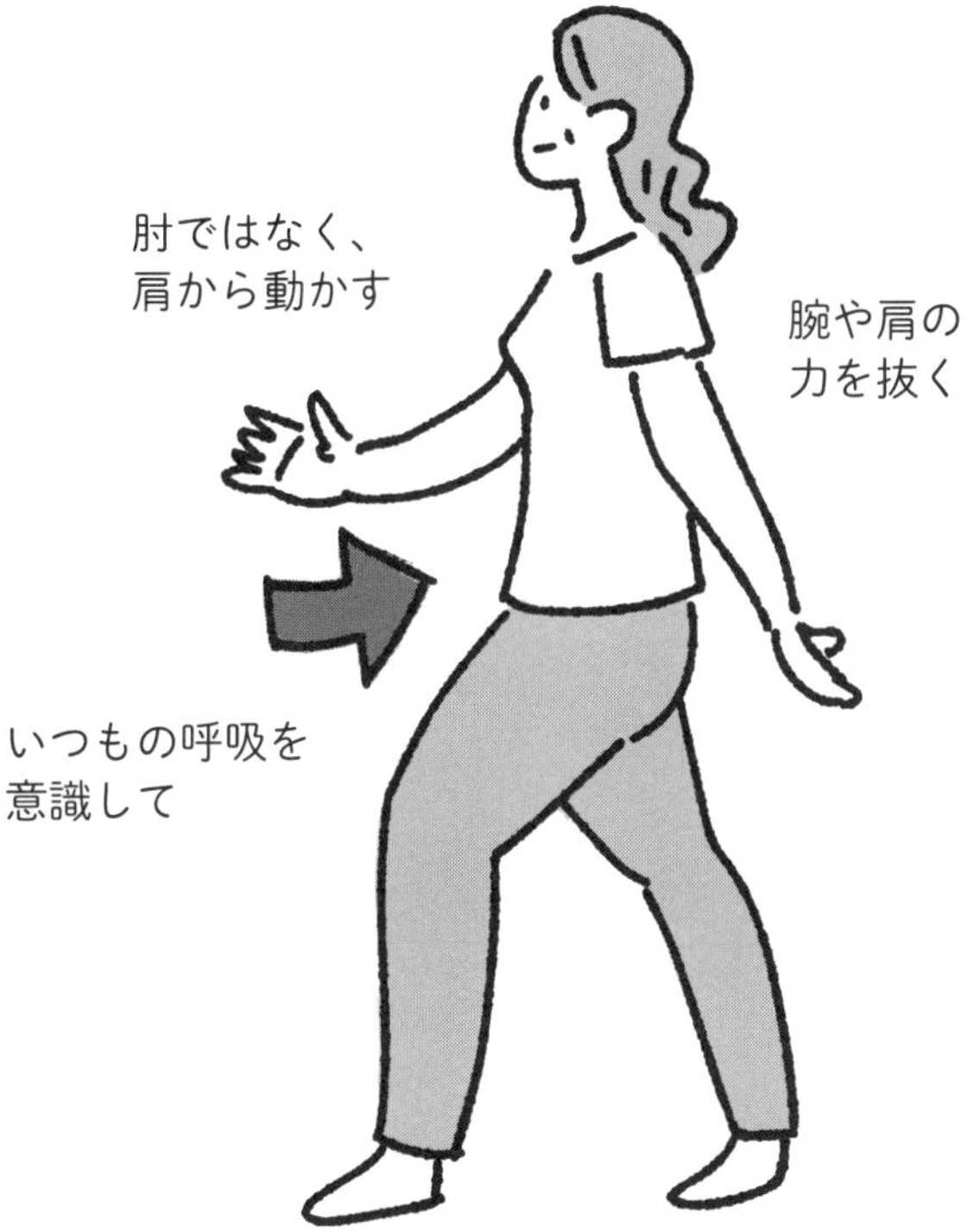
肘ではなく、
肩から動かす
腕や肩の
力を抜く
いつもの呼吸を
意識して

**手のひらを返しながら腕を大きく振って、
おなかを凹ませて歩く**

手のひら返し歩きが効く理由

肩関節は可動域が広いという特徴があるとともに、外れやすい（脱臼《だっきゅう》しやすい）という特徴もあります。

理由はその構造にあります。

肩関節は肩甲骨がわの受け皿（関節窩《かんせつか》）の形が平らなので、平らな小さなお皿にボール（上腕骨頭《じょうわんこっとう》）が乗っかっているような構造です。それゆえ、ボールは多方向に大きく回転できますが（可動域が広い）、一方で、お皿から転げ落ちやすい（脱臼しやすい）という構造になっているのです。

関節のなかでも最も不安定な肩関節が脱臼しないように守っているのが、肩まわりのインナーマッスル（腱板筋群）です。**最も不安定な関節で脱臼しやすいからこそ、インナーマッスルが重要になります。**

普通の関節に比べて肩は複雑で不安定

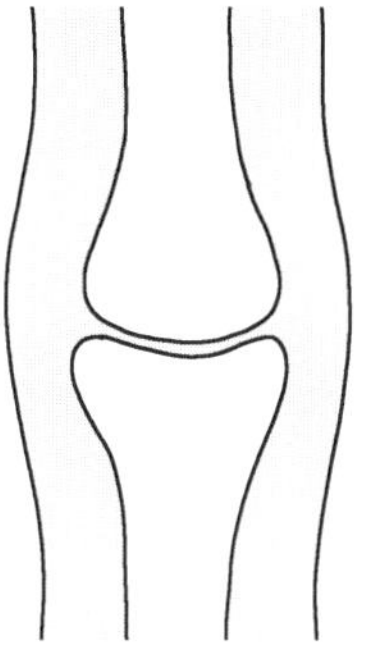

普通の関節

骨と骨が向かい合い、
うまく噛み合っている

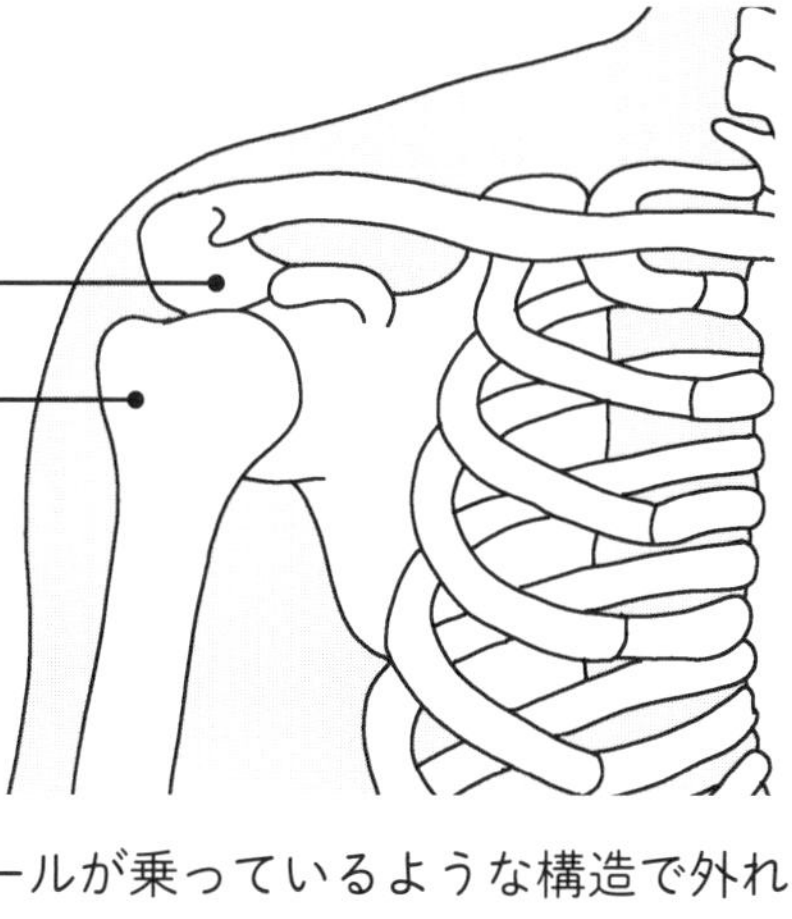

肩の関節

平らなお皿にボールが乗っているような構造で外れやすい

このインナーマッスルを上手に使えないと、断裂することがあります。このように自然に断裂してしまう腱は、他にはあまりありません。

普通に歩くとき、腕は自然に前後に振れますね。復習になりますが、そのような腕を前後に振る動きは「屈曲・伸展」と呼ばれます。手のひらを返す動きは肩の「回旋」と呼ばれます。手のひらを前に返すと「外旋」、後ろに返すと「内旋」になります。

手のひら返し歩きでは、肩の内旋と外旋の両方の動きができます。これによって肩のインナーマッスルをバランス良く刺激します。

腕が後ろにあるときには内旋になり、肩の後方ストレッチにもなります。このストレッチは、四十肩・五十肩が進行した凍結肩《とうけつがた》の予防や治療になります。

手のひら返し歩きによって肩のインナーマッスル（腱板筋群）が鍛えられ、上手に使えるようになると、肩が安定しやすく、痛みが軽減します。

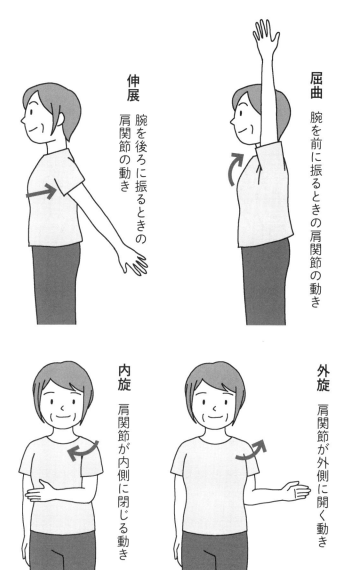

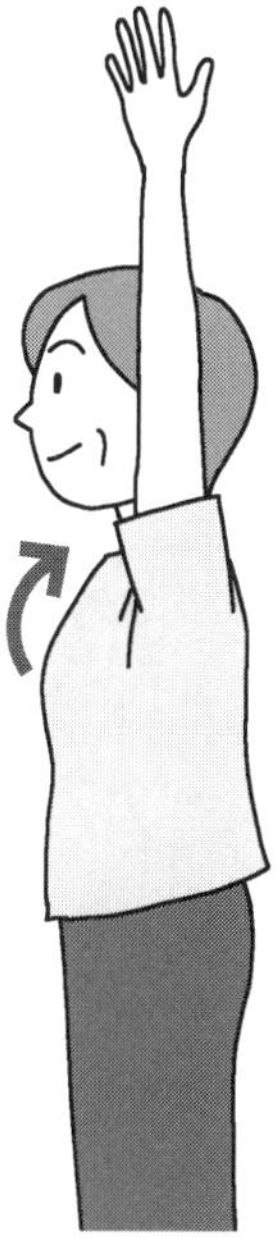

屈曲
腕を前に振るときの肩関節の動き

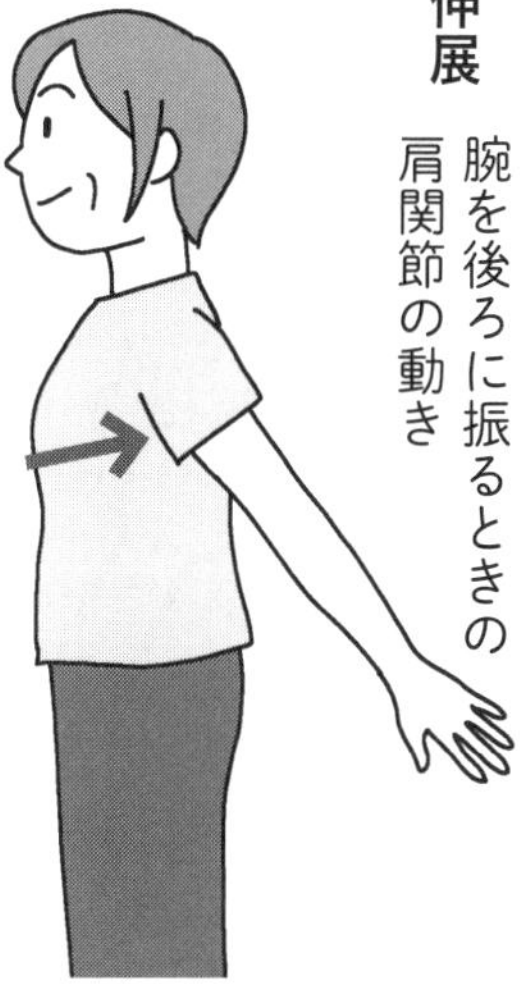

伸展
腕を後ろに振るときの肩関節の動き

外旋
肩関節が外側に開く動き

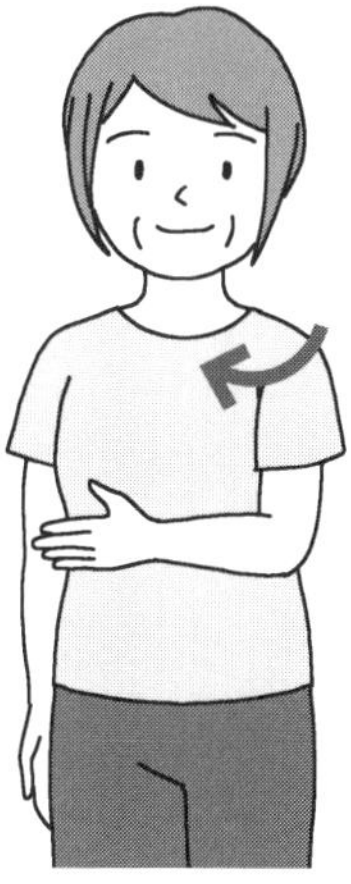

内旋
肩関節が内側に閉じる動き

手のひらを返すたびに肩関節が回旋する

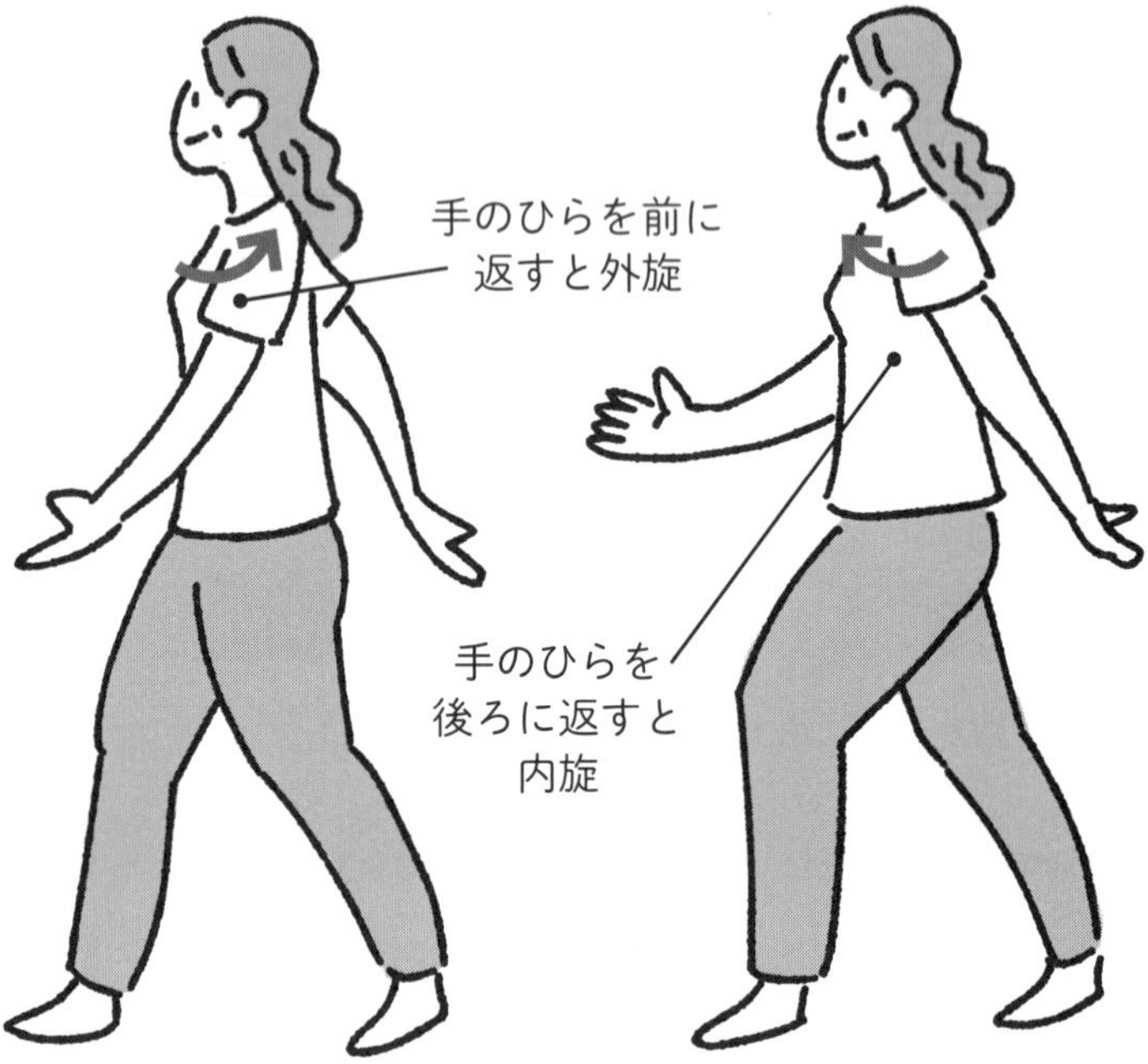
手のひらを前に
返すと外旋
手のひらを
後ろに返すと
内旋

この繰り返しで腱板筋群が鍛えられる

↓

肩が安定し、痛みが軽くなる

「四十肩・五十肩」は炎症が原因

肩こりは筋肉が緊張して起こりますが、四十肩・五十肩は関節の軟骨以外のところの〝炎症〟が原因で起こります。炎症している部位によって、医師は「関節包炎《かんせつほうえん》」や「関節周囲炎《かんせつしゅういえん》」などと診断します。

症状がひどくなると、肩関節を包んでいる関節包が硬くなって、「凍結肩」と診断されます。関節包はもともと薄くて柔らかい膜ですが、炎症で厚くなり、硬くなってしまうのです。専門的には「癒《ゆ》

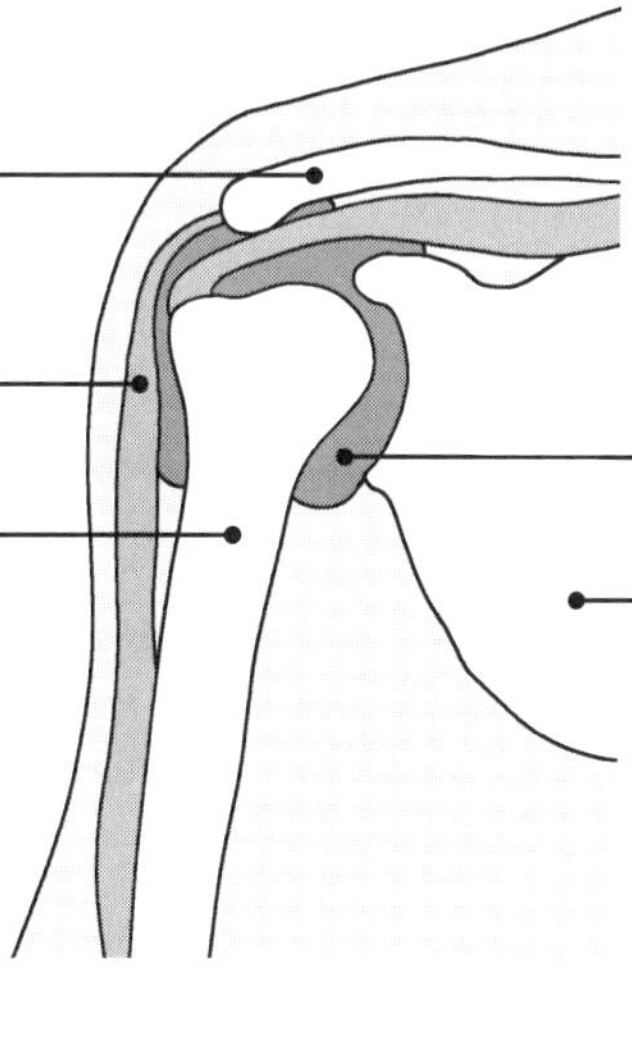

着《ちゃく》性《せい》肩《かた》関節《かんせつ》包《ほう》炎《えん》」と呼ばれます。

◯「腱板断裂」について

「腱板断裂」という言葉にはなじみがないかもしれません。**けれども肩の痛みで検査をすると、日本人の50代で12・8%、60代で25・6%、70代で45・8%の割合で腱板断裂が発見されています**（＊4）。

いったい「腱板断裂」とは、どのような状態でしょうか？　腱板断裂の前に、まず「腱板」について説明しましょう。

腱板の「腱」は、筋肉が骨にくっついているところの手前で、スジっぽくなっている部分です。「アキレス腱」という言葉はよく知っていますね？　アキレス腱はふくらはぎの筋肉（腓腹筋《ひふくきん》とヒラメ筋）がかかとの骨にくっつく前に合流しているスジ張った部分です。

「腱板」というのは、「腱」が「板」のように平べったくなっている部分です。肩腱板は、肩甲骨から肩をまたいで上腕骨《じょうわんこつ》にくっついている4つのインナーマッスル(肩甲下筋《けんこうかきん》、棘上筋《きょくじょうきん》、棘下筋《きょくかきん》、小円筋《しょうえんきん》)が合流したスジの先端にあって、肩関節とつながっています。この腱板があるので、肩を安定して動かすことができます。

ところが、腱板は平べったくて薄いので、切れやすいという特徴があります。腱板断裂は、この腱板が損傷した状態です。

といっても、腱板が一気にブチッと全部

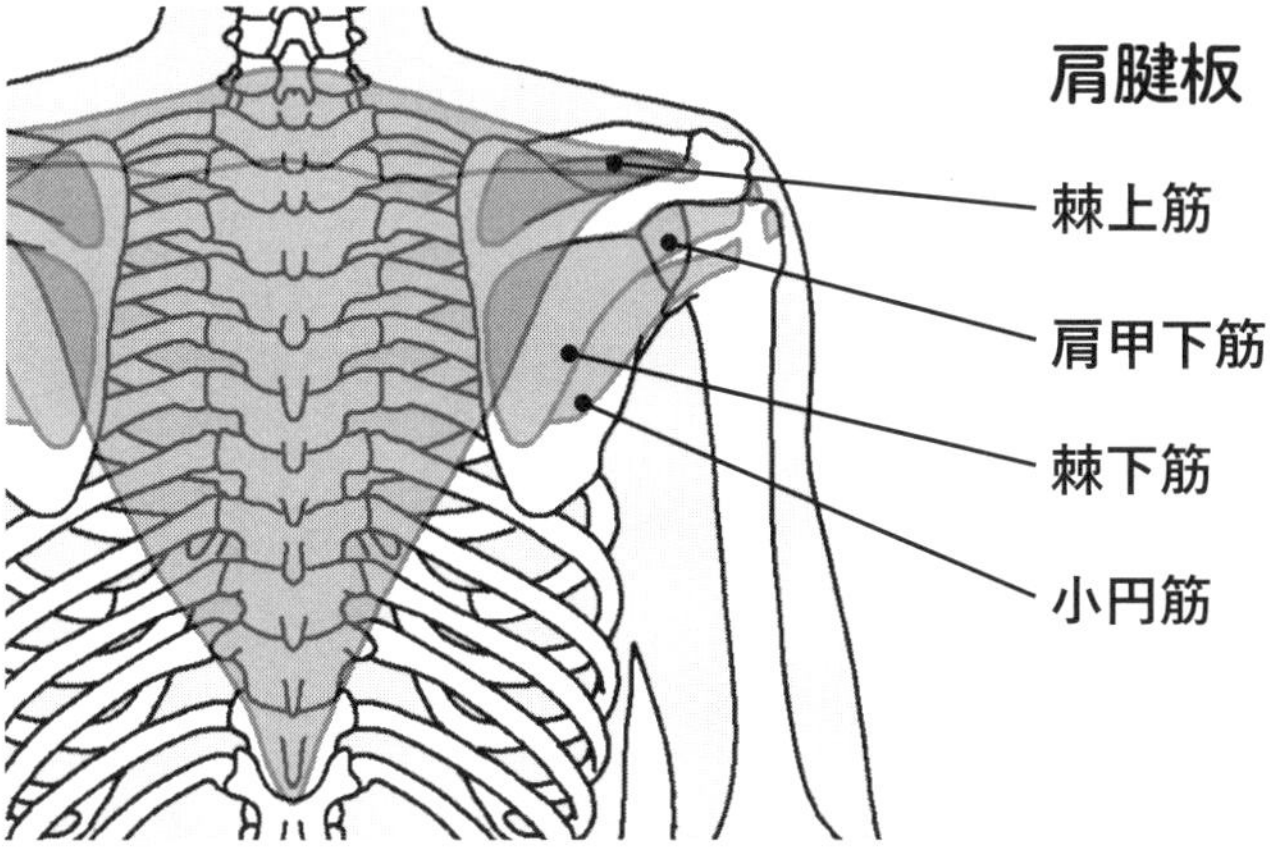

切れたり、骨からすべて剝《は》がれたりすることはほとんどありません。スジと骨の間から切れていき、部分的に剝がれたり、部分的に穴があいたりします。腱板断裂で切れるのは、肩甲下筋、棘上筋、棘下筋で、一番後ろにある小円筋はたいてい切れずに残ります。

腱板筋群というインナーマッスルが頑張って肩を安定させてきたのに、アウターマッスルの強い力に振り回されているうちに、耐えきれず切れてしまったのが腱板断裂だと思っていいでしょう。**患者さんにとって問題なのは、腱板が切れてしまったために起こる痛みと、インナーマッスルの働きが落ちて肩を安定的に動かしにくくなってしまうことの両方があります。**

2004年の研究では、手のひら返しのような肩の回旋動作が肩のインナーマッスル全体に刺激を加えることが示されています（＊5）。また、別の2015年の研究では、同時に肩甲骨周りのインナーマッスルにも刺激が加わっていることが示されています（＊6）。

腰・背中に効く「体幹・太極拳歩き」

特にこういう症状に⬇腰痛・背中痛、脊柱管狭窄症《せきちゅうかんきょうさくしょう》

・脊柱管狭窄症の典型的な症状
長く立っていたり歩いたりすると「足に痺れや痛みがあって力が入らない」などの症状が悪化し、前屈みで休むと軽くなる（間欠性跛行《かんけつせいはこう》）。

○体幹・太極拳歩きのやり方

腰を真下にしっかり落として、おなかを引っ込めて、歩幅を広くして、ゆっくり歩きます。上半身は動かしません。あえて多方向に足を運びます。

「体幹・太極拳歩き」はここに効く

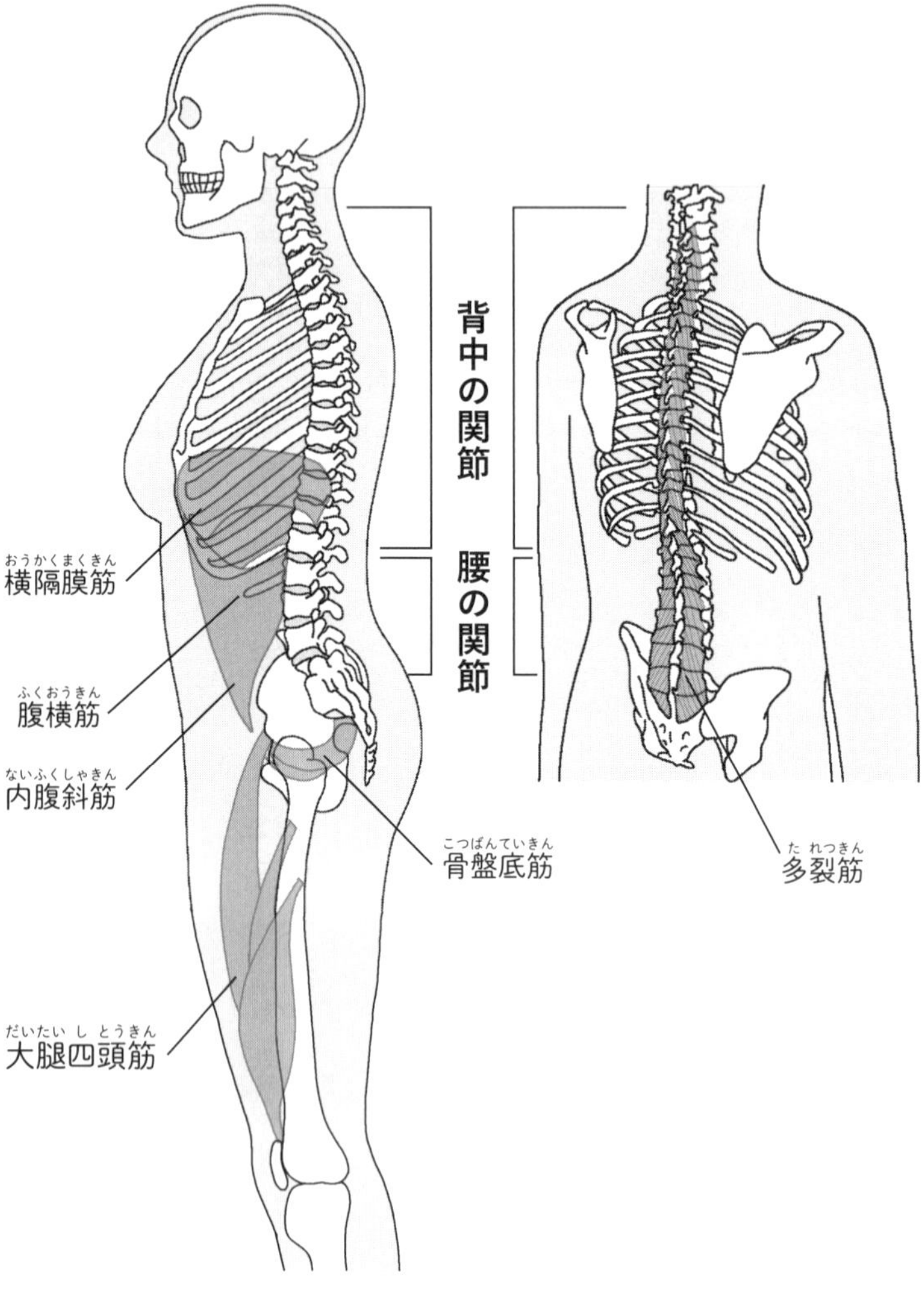

「おなか凹ませ歩き」と「腰下げ歩き」を併用する感じです。

ただし、速く歩かないでください。とにかくゆっくり歩きます。ゆっくり動くには、体を安定させることが必要になります。


良い姿勢を維持したまま腰を落とし、一歩を3秒くらいかけて大股で歩きます。前屈みにならないようにしてください。腰に悪いので、体が丸まらないように、反らないようにもします。体幹を意識してください。おなかを凹ませつつ、上から吊り下げられているように体の軸を真っすぐに保とうとすると、自然に体幹に意識が向きます。

人目のある普通の道路ではやりにくいかもしれません。家の中や公園などでやるといいでしょう。

足を運ぶ方向を変えると効果的なので、寄り道をするように、あえて違う方向を向き、また向きを変え……、を繰り返してください。

家の中ではさまざまな方向に短い距離を歩くことが多いので、その機会を利用するのはいかがでしょうか。

たとえば、廊下を曲がってトイレに行くときに、トイレまで上半身は向きを変えずに移動します。**廊下を曲がるときでも、上半身は固定したままで、股関節だけを動かします**。それだけ体幹への負荷をかけることができます。

一日の中に「太極拳タイム」を作ってもいいでしょう。自宅で何かの作業をするとき、最初の1分だけでも腰を落として、すべての動作を3分の1ぐらいのスピードに落としてやります。たとえば、床掃除をするとき、長い持ち手は腰をかがめずに持てて便利ですが、あえて低い姿勢をとりながらする、などです。

体幹・太極拳歩きに慣れたら、この章でご紹介してきた他の「ながら歩き」と合わせて行うこともできます。

「体幹・太極拳歩き」のやり方

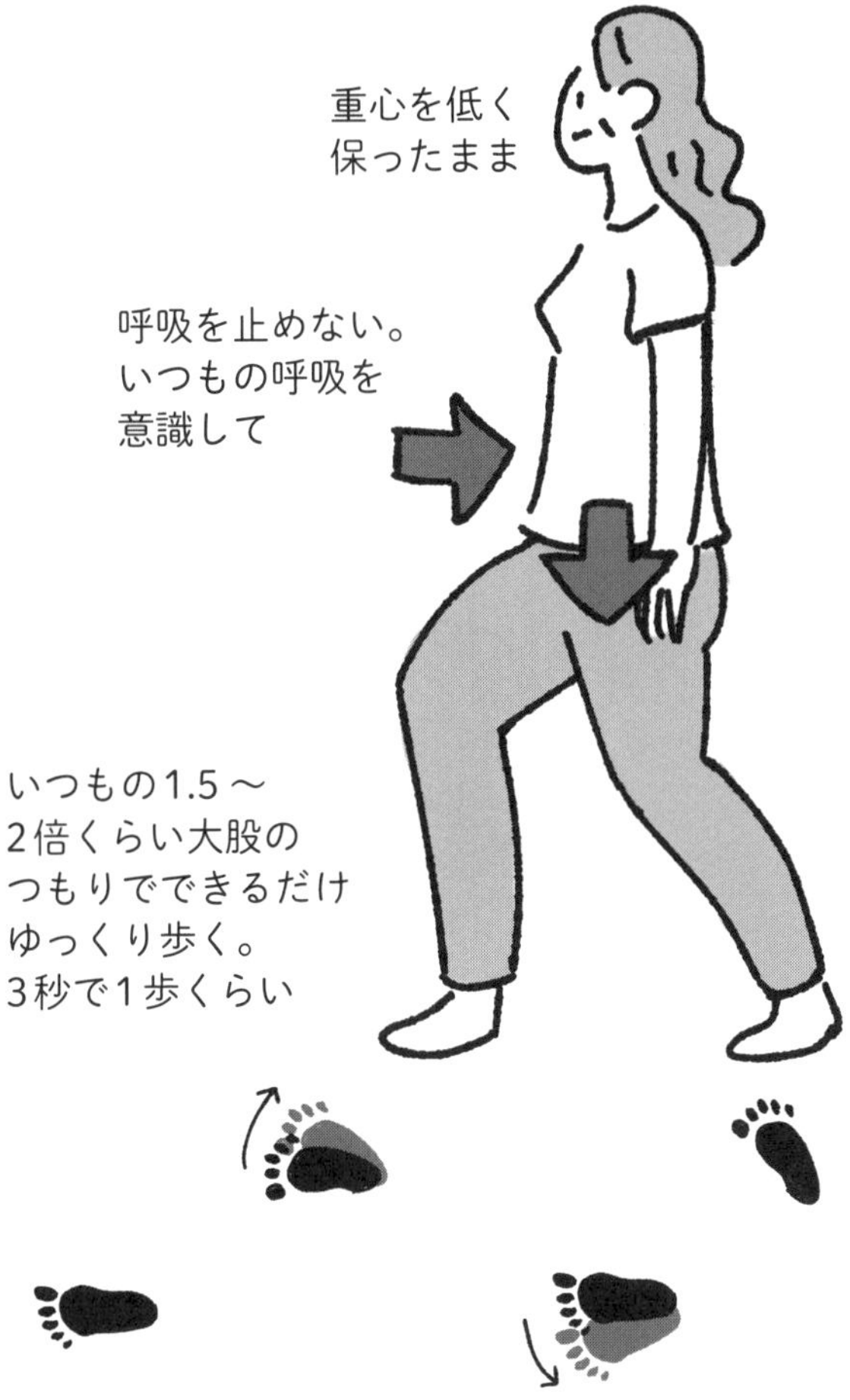
重心を低く
保ったまま
呼吸を止めない。
いつもの呼吸を
意識して
いつもの1.5～
2倍くらい大股の
つもりでできるだけ
ゆっくり歩く。
3秒で1歩くらい

腰を5～15cm下げて、おなかを凹ませる
ゆっくりいろんな方向に足を運び、向きを変えながら歩く

間違った「体幹・太極拳歩き」①

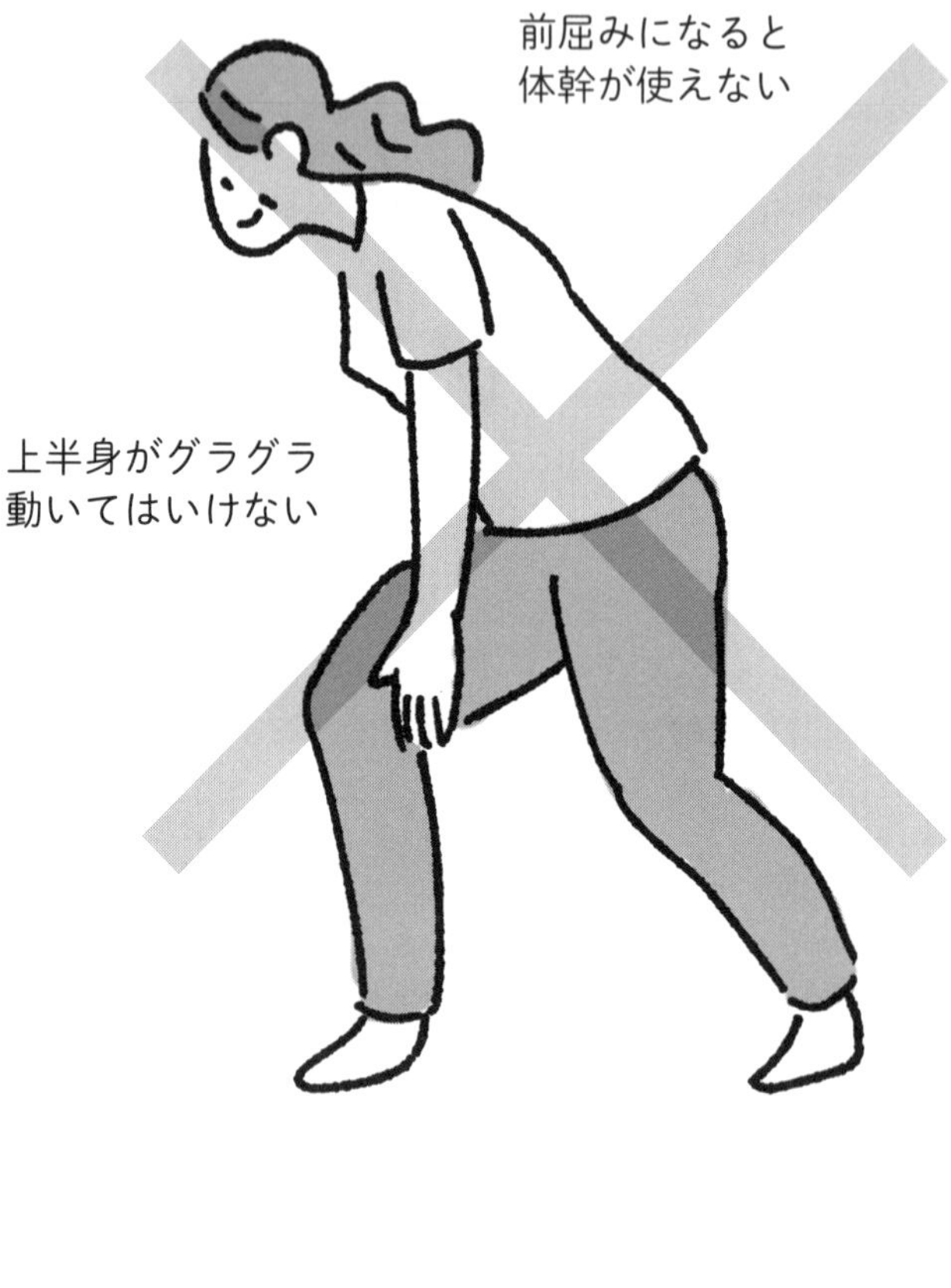
前屈みになると
体幹が使えない
上半身がグラグラ
動いてはいけない

間違った「体幹・太極拳歩き」②

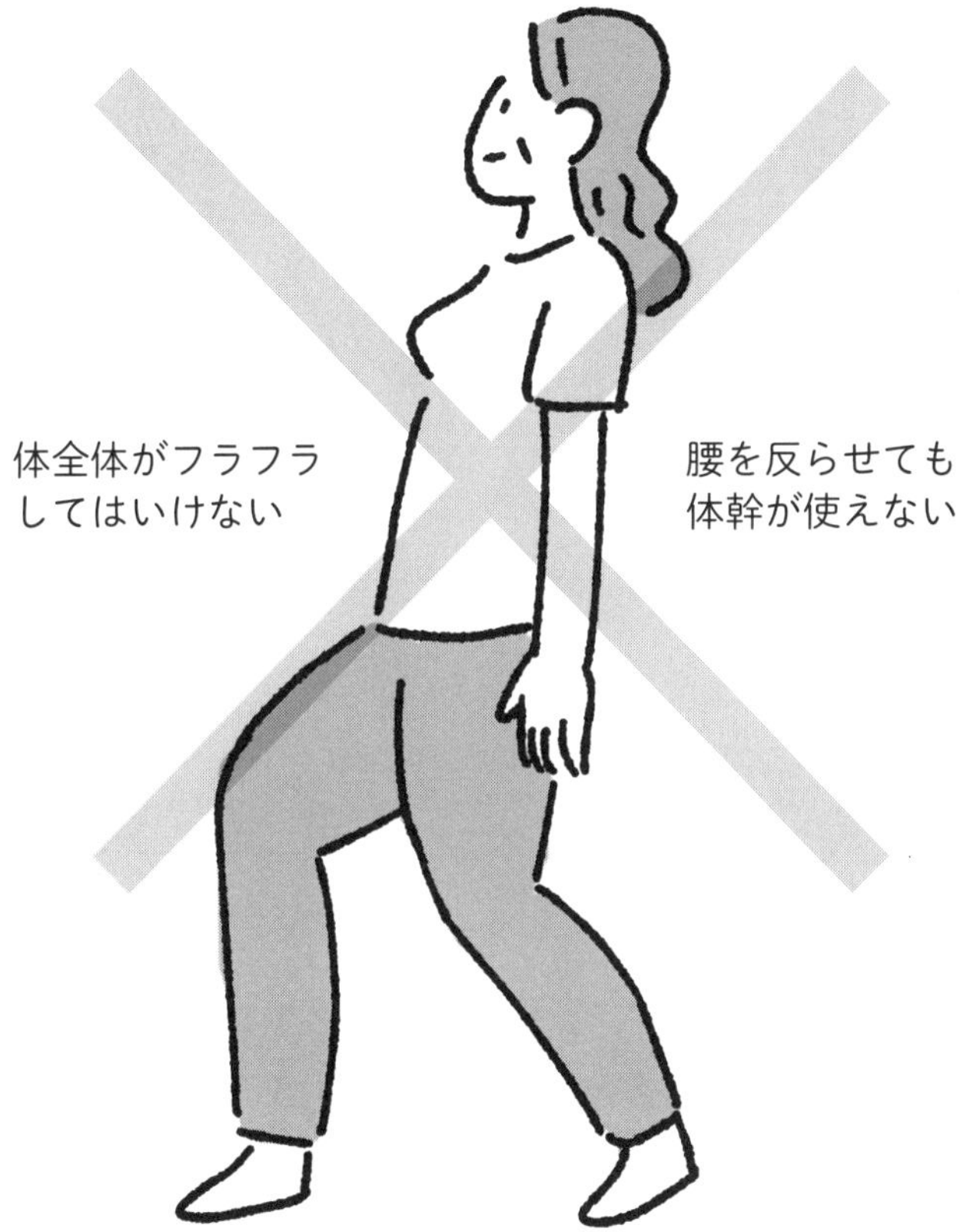
体全体がフラフラ
してはいけない
腰を反らせても
体幹が使えない

向きを変えるほど効果的

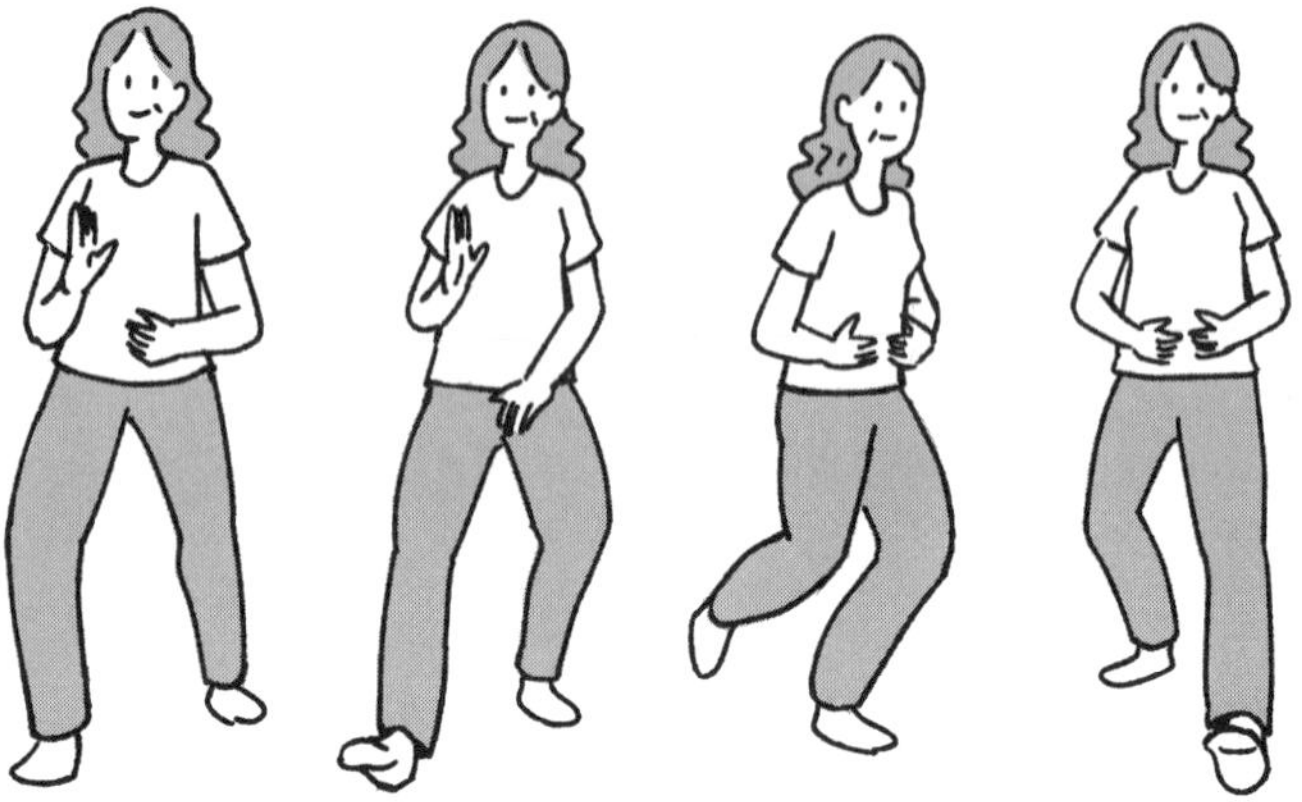

これは本当の太極拳

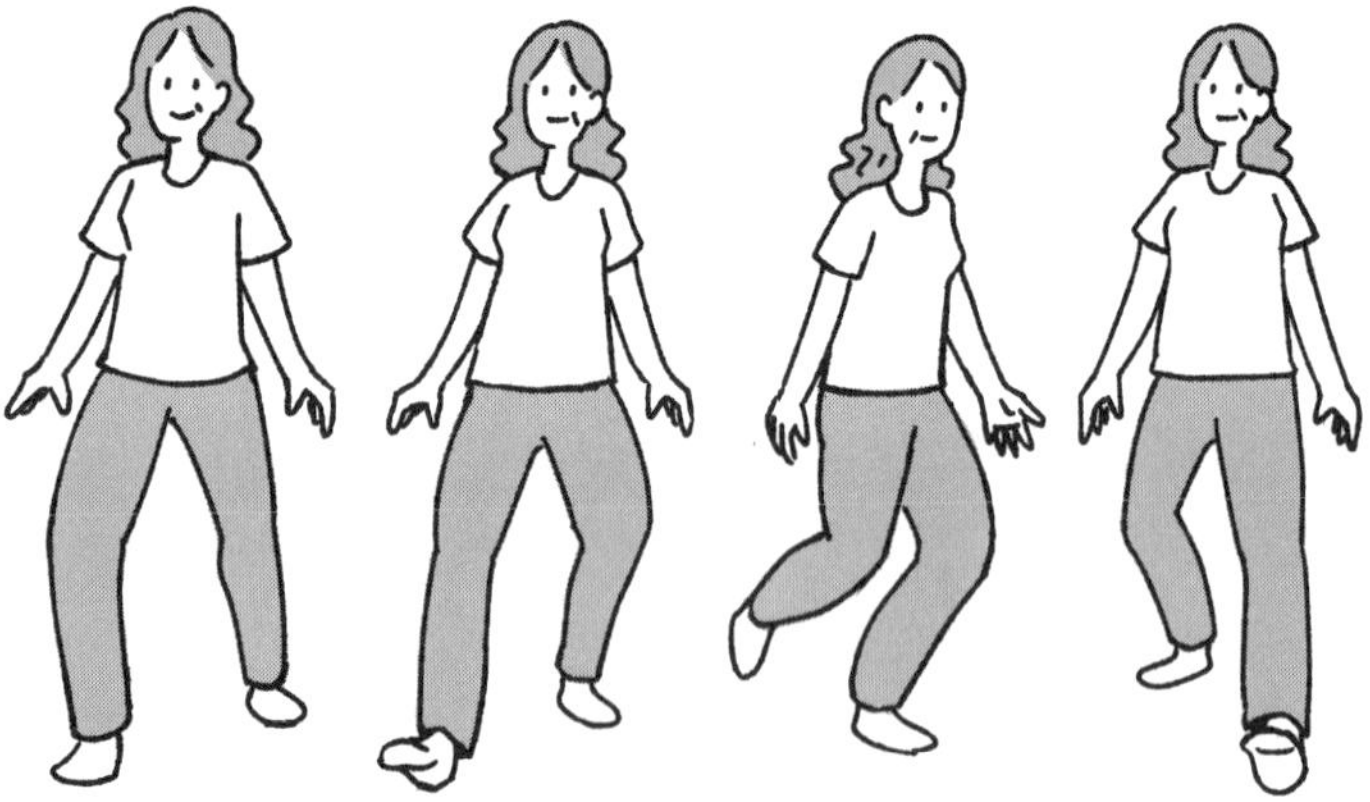

本当の太極拳のように
左に進んだり向きを変えて右に進んだり

「あちらもこちらも痛い……」という方は、ぜひ試してみてください。そうじゃない方にも、関節を守って強くする予防効果もありますので、おすすめです。

体幹・太極拳歩きが効く理由

腰は肩と違って、めったに脱臼しません（万が一にも脱臼したら、大ケガで神経麻痺になります）。**腹横筋や多裂筋など、積み木のようなインナーマッスルが、小さな骨が積み上がっている背骨の関節の安定性を高めています。**

ところが、積み木のように連なっている多くの骨が、ミリ単位でずれたり、姿勢が崩れたりすることがあります。そうなると、「腰椎《ようつい》すべり症」「ストレートネック」などと呼ばれる病気になってしまいます。腰椎すべり症になると、腰痛や脚のしびれ・痛み、脱力感が起こり、ストレートネックになると肩こり、首こり、背中・腰のこり、頭痛、吐き気、めまい、冷えなどが起こります。

腰椎がずれたり姿勢が崩れたりしないように背骨を安定させるには、インナーマッスルが大事です。アウターマッスルは腰の安定には役立ちません。

体幹・太極拳歩きは、「太極拳」の特徴を取り入れて、インナーマッスルを鍛える歩き方です。

太極拳は、腰痛の運動療法になります。太極拳の大きな要素は「ゆっくりした動作」です。ジムでの筋トレなどとは違い、重いものを持ったりせずにゆっくりした動きで筋肉を鍛える方法としてスロートレーニングというものがありますが、このゆっくりした動作を繰り返すトレーニングで大腿四頭筋は大きくなります。強度が低いゆっくりした動作の繰り返しトレーニングで、大腿四頭筋は大きくなったと報告されています（＊7）。

太極拳をすることで、痛みが減少し、物を運んだり、階段を上り下りしたり、入浴や着替えなどの日常生活の能力が改善する可能性があることもわかっています。太極拳は単独でも、またリハビリの一環として加えても、腰痛を軽減し、さらにQOL（生活の質）を高める可能性があると報告されています（＊8）。

ですから、私は太極拳を〝ながら歩き〟に取り入れたのです。

体幹・太極拳歩きは「脊柱管狭窄症」の改善にも効果が期待できます。脊柱管狭窄症の患者さんにコアスタビライゼーション（体幹安定化）エクササイズをしてもらったところ、歩行能力や体幹の機能が改善しました。さらに腰部脊柱管狭窄症の治療において、コアスタビライゼーションエクササイズが従来のエクササイズよりも優れた効果を示すと報告されています（＊9）。

脊柱管は、背骨にある神経の通り道で、トンネルのようになっています。その脊柱管の中を、神経（脊髄）が通っています。**ところが加齢とともに脊柱管が狭くなると、その中を通る神経が圧迫されて痛みや痺れなどが起こるのです。**

脊柱管狭窄症は、高齢者に起きがちな、よくある病気です。体幹・太極拳歩きで、その痛みを取り除いてください。

【３章の参考文献】

＊１）Amalina, N. & Setiawati, E. Effectiveness of deep cervical flexor (DCF) exercise on neck functional scores in helicopter crew with mechanical neck pain. Surabaya Physical Medicine and Rehabilitation Journal 3, 71 (2021).

＊２）Taha Ibrahim Yildiz, et al. Clinical Biomechanics, 2019 Alterations in the 3-dimensional scapular orientation in patients with non-specific neck pain.

＊３）Daniel M.Wang et al. J Osteopath Med. 2022 Lower trapezius muscle function in people with and without shoulder and neck pain: a systematic review.

＊４）Atsushi Yamamoto, et al. J Shoulder Elbow Surg. 2010 Prevalence and risk factors of a rotator cuff tear in the general population.

＊５）Reinold, M. M. et al. Electromyographic analysis of the rotator cuff and deltoid musculature during common shoulder external rotation exercises. J. Orthop. Sports Phys. Ther. 34, 385–394 (2004).

＊６）Alizadehkhaiyat, O., Hawkes, D. H., Kemp, G. J. & Frostick, S. P. Electromyographic
Analysis of the Shoulder Girdle Musculature During External Rotation Exercises. Orthop J Sports Med 3, 2325967115613988 (2015).

＊７）Yuya Watanabe, et al. Clin Physiol Funct Imaging. 2014. 34, 463-470 Effect of very low-intensity resistance training with slow movement on muscle size and strength in healthy older adults.

＊８）Qin J. Zhang Y. Wu L. et al. Medicine (Baltimore). (2019) Effect of Tai Chi alone or as additional therapy on low back pain: systematic review and meta-analysis of randomized controlled trials.

＊９）Mu, W., Shang, Y., Mo, Z. & Tang, S. Comparison of two types of exercises in the treatment of lumbar spinal stenosis. Pak. J. Med. Sci. 2018 Jul-Aug; 34(4): 897-900.

4章

痛みの〝原因〟と〝対策〟を知りましょう

節々《ふしぶし》が痛む原因は一つではないけれど……

○痛んでいるのは「関節」

「節々」の「節」は、「関節」の「節」です。つまり、「節々」の痛みのほとんどは、「関節」の痛みです。

関節というのは、骨と骨が連結しているところです。そして、関節は基本的に凸《とつ》の骨と凹《おう》の骨で構成されています。**体にはたくさんの関節がありますが、正常な良い関節には、共通して「痛くない」「よく動く」「長持ちする」という特徴があります。本来の健康な関節はよく動き、動かしても痛くないものです。**

関節の凸の骨と凹の骨の隙間には、「滑液《かつえき》」という液体で満ちている「関節腔《かんせつくう》」

があります。滑液は、軟骨に栄養を供給しています。

滑液があるおかげで、骨同士の摩擦《まさつ》で起こるはずの衝撃が吸収されて、関節は滑らかに動きます。関節は「動く」ことが特徴の一つです。

このような組織は、「関節包」に包まれています。

凸の骨と凹の骨の表面は、それぞれ「関節軟骨《かんせつなんこつ》（軟骨）」で覆われています。軟骨はツルッとしていて、関節をなめらかに動かすための綺麗でスムーズな表面を形成しています。


関節痛の多くは、関節の中でクッションのような役割を果たしている軟骨がすり減ってしまうことが原因で起こります。これは、あらゆる関節に起こり得ることです。

ちなみに軟骨の7割は水分ですが、他はコラーゲン、グルコサミン、コンドロイチンなどが含まれています。**このような物質がサプリメントとして販売されて**

関節を詳しく見てみよう

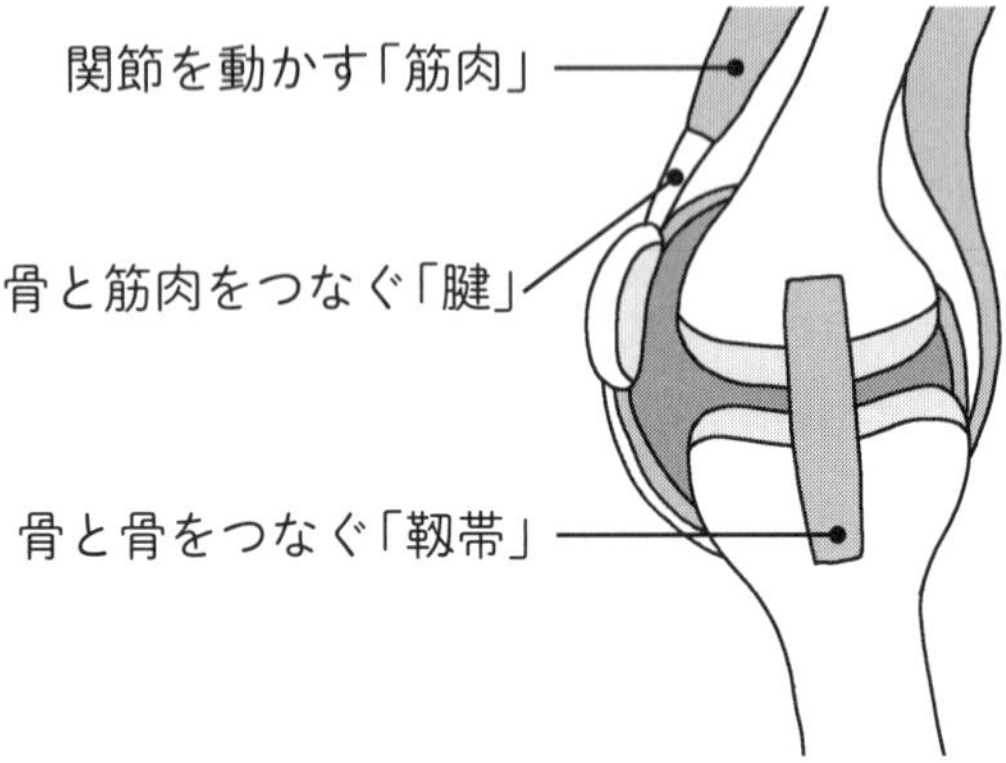

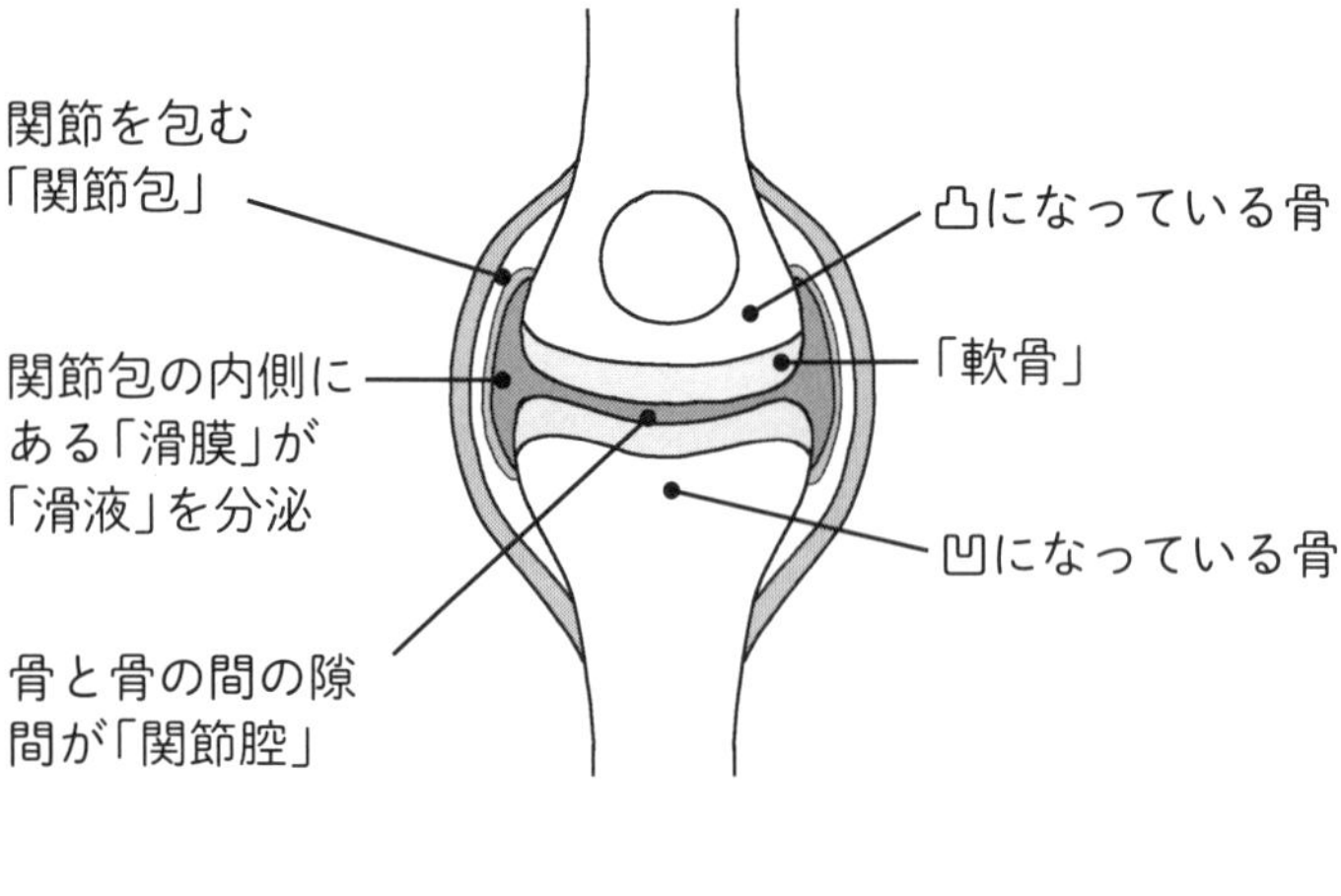

軟骨を詳しく見てみよう

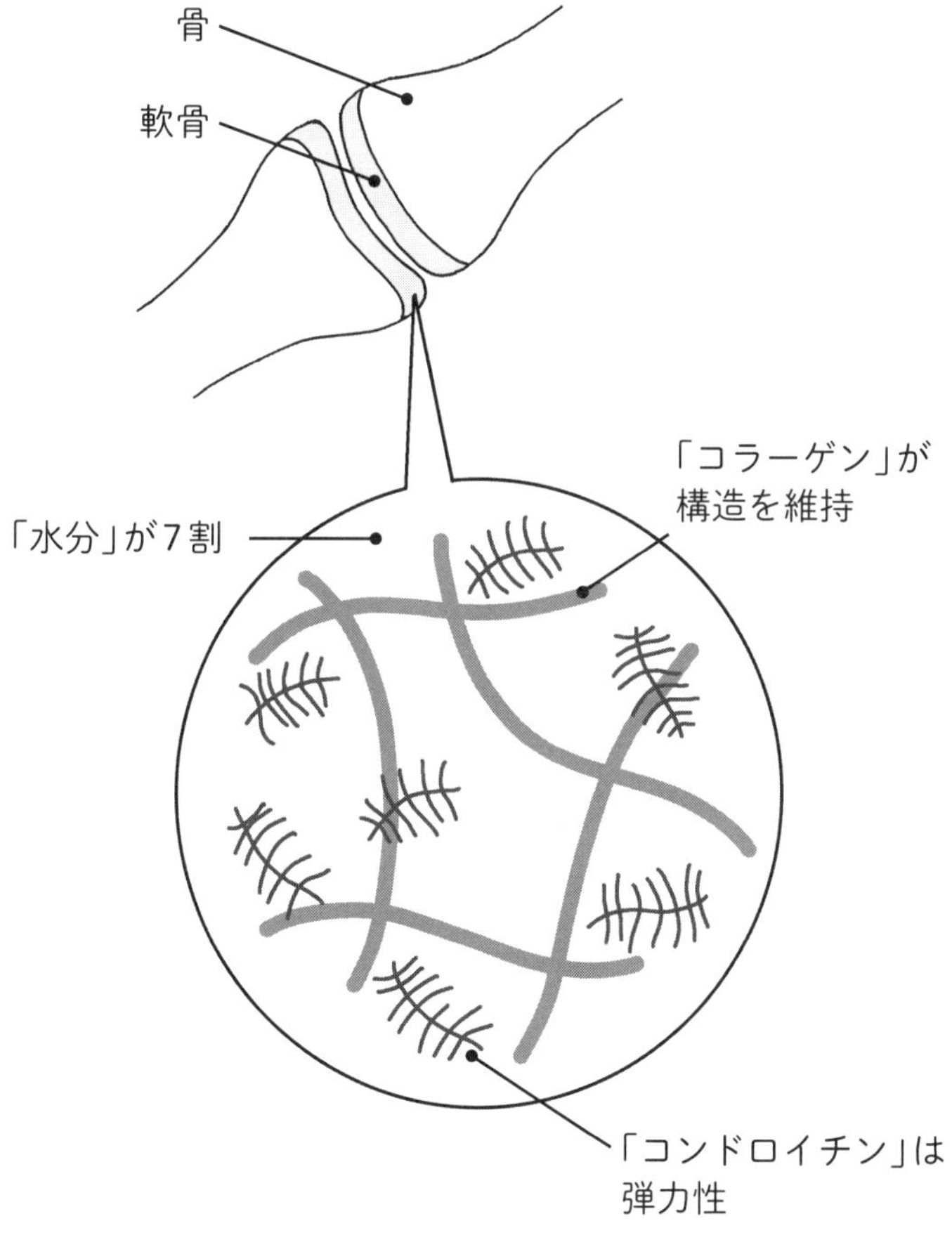

いるわけですが、序章で触れたように、その効果を実証したエビデンスレベルが高い研究はないので、サプリメントで軟骨が強くなることはあまり期待しないほうがいいでしょう。

「関節痛」にはいろいろな病気がある

ひと口に「関節痛」と言っても、起こっている場所や原因によって、いろいろな病名がつきます。

たとえば、高齢の女性に多い「変形性関節症」は、最も一般的な関節の痛みの原因です。「軟骨がすり減った」状態から、関節が変形していくのです。

症状はいろいろで、軽い痛みとこわばりが現れたり消えたりする場合もあれば、強い痛みが常にある場合もあります。どの部位の関節にも起こり得ますが、特に多いのはひざと股関節と指の関節です。

変形性関節症になると、関節が滑らかに動かなくなり、関節で隣り合った骨同士がすれ合うことで炎症が起こり、水が溜まることもあります。そうなってしまう主な原因は、加齢、ケガ、繰り返される物理的な刺激によって軟骨がすり減ることです。

「サルコペニア」という言葉を聞いたことがありますか？　サルコペニアは高齢期に筋肉の量や力が落ちて、「歩く」などの身体機能も弱くなることです。**このサルコペニアは、変形性ひざ関節症の因子《いんし》になります**。

サルコペニアがある人のほうが、健康な人よりも変形性ひざ関節症になるリスクが高いのです。

サルコペニアがあると、ひざの軟骨がすり減り、痛みを伴う変形性ひざ関節症のリスクが高くなると報告されています（＊1）。

サルコペニアが健康寿命を縮める

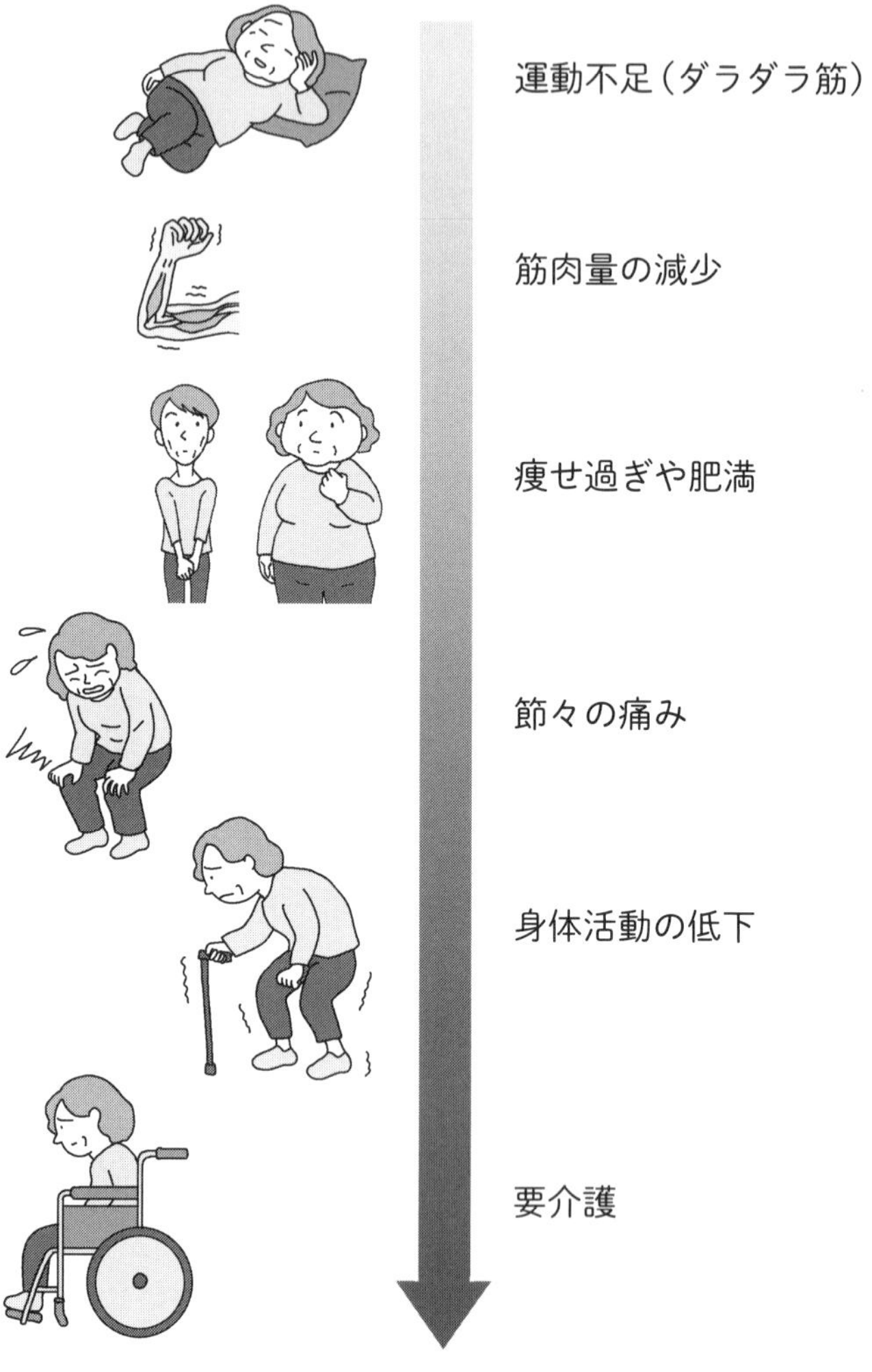

ただし、変形性関節症の発症には、遺伝や体質も関係するようです。複数の関節に重度の変形性関節症を起こしてしまう人もいる一方で、ほとんど変形性関節症を起こさない人もいます（＊2）。

「四十肩・五十肩」は、関節包などが炎症を起こした状態です。難しく言えば、「関節包炎」「関節周囲炎」「凍結肩」などと呼ばれる病気です。

本書では肘《ひじ》については触れてきませんでしたが、「テニス肘」は、筋肉と骨がくっついている「腱付着部《けんふちゃくぶ》」に負担がかかって起きる炎症の一種です。難しく言うと、「上腕骨外側上顆炎《じょうわんこつがいそくじょうかえん》」という病気です。

「腰痛」には複数の原因があって、発症の仕組みは複雑ですが、腰は「椎間関節」で積み木のように骨が連なっているものなので、広い意味で関節痛に入ります。

積み木のように連なる椎間関節

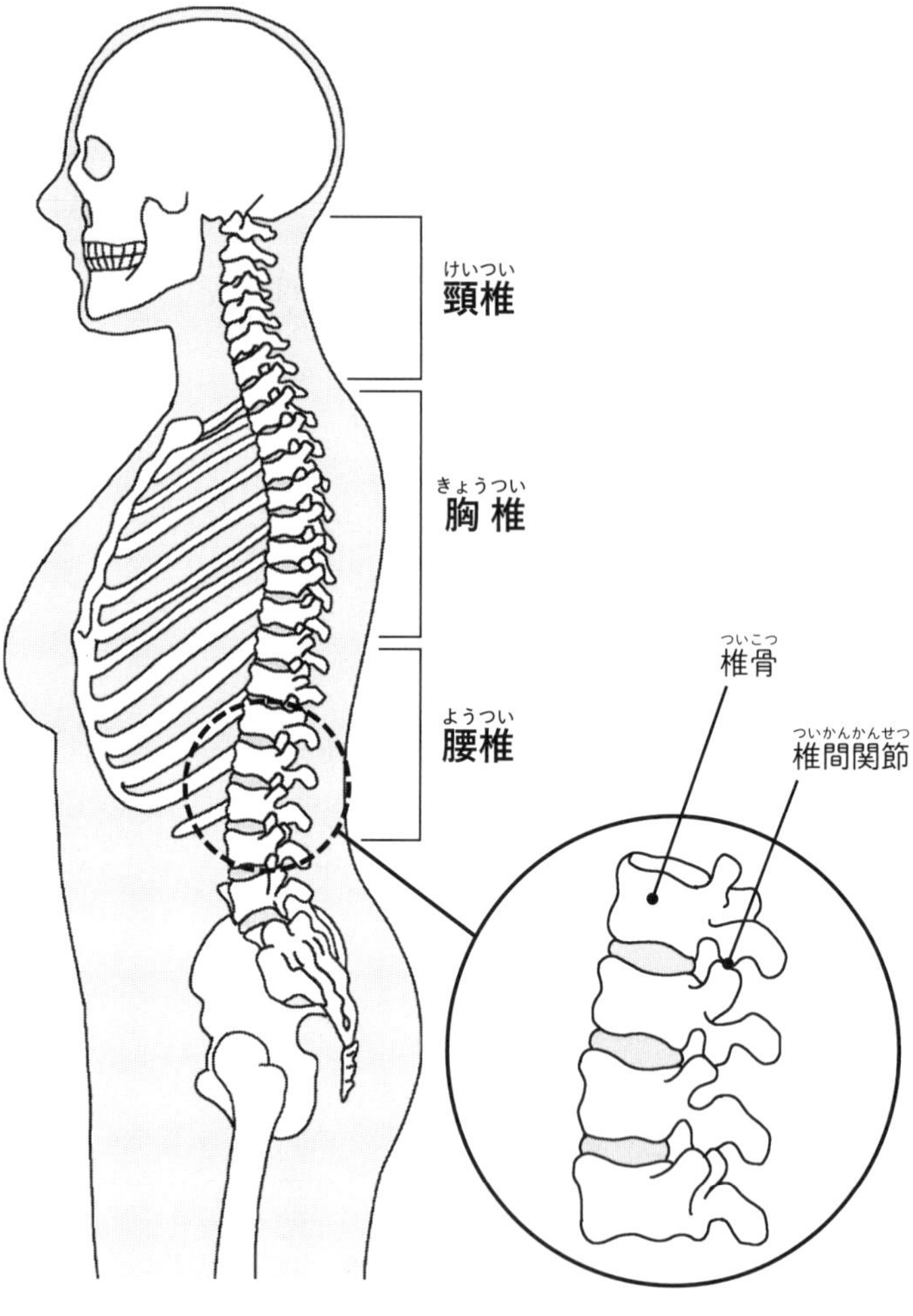

関節は、中に水が溜まることがあります。そうなると、関節が「腫れている」「厚ぼったくなった」「むくんでいる」ように見えます。

このほかにも、「軟骨炎《なんこつえん》」「関節包炎」「腱炎《けんえん》」「付着部炎《ふちゃくぶえん》」「腱鞘炎《けんしょうえん》」など、関節痛が起こる病気にはいろいろな種類があります。

〝軟骨〟のすり減りは関節の動きを悪くする

関節は骨・軟骨・靱帯・腱などで構成されていますが、骨も軟骨も靱帯も腱も、どれも少しずつ老化します。

軟骨は老化すると、徐々にすり減っていきます。軟骨がすり減ると、周囲の骨

骨棘ができた関節

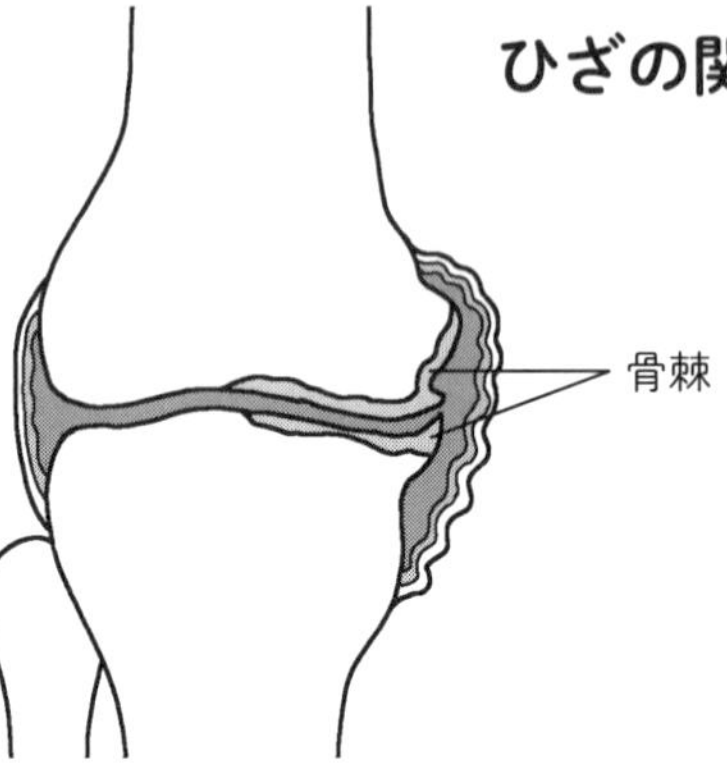

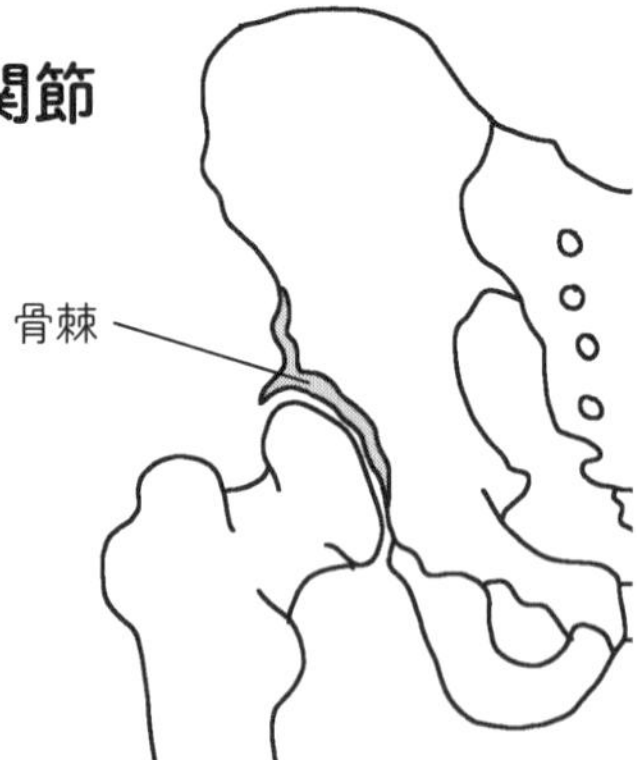

が飛び出したり、太くなったりしたりします。これを骨棘《こっきょく》と言いますが、とげとげというよりもゴツゴツした感じの厚ぼったたい関節になっていきます。

そして、軟骨がすり減っていくと、関節の痛みにつながっていくのです。

軟骨のすり減りが進むと、その関節の動く範囲（可動域）は減っていきます。

正常な関節の可動域は、関節ごとに違います。関節の形状によって正常な可動域は決まりますが、どの関節においても、取り囲む靱帯・腱・筋肉・関節包が硬くなれば、可動域は制限されていきます。

次のページで、ひざと股関節の可動域を紹介しています。

あなたの関節の具合はいかがでしょうか？「痛くてとても動かない」という方も、根気よく〝ながら歩き〟を続けていけば、少しずつ動きが復活していきます。

ひざ関節の動く範囲

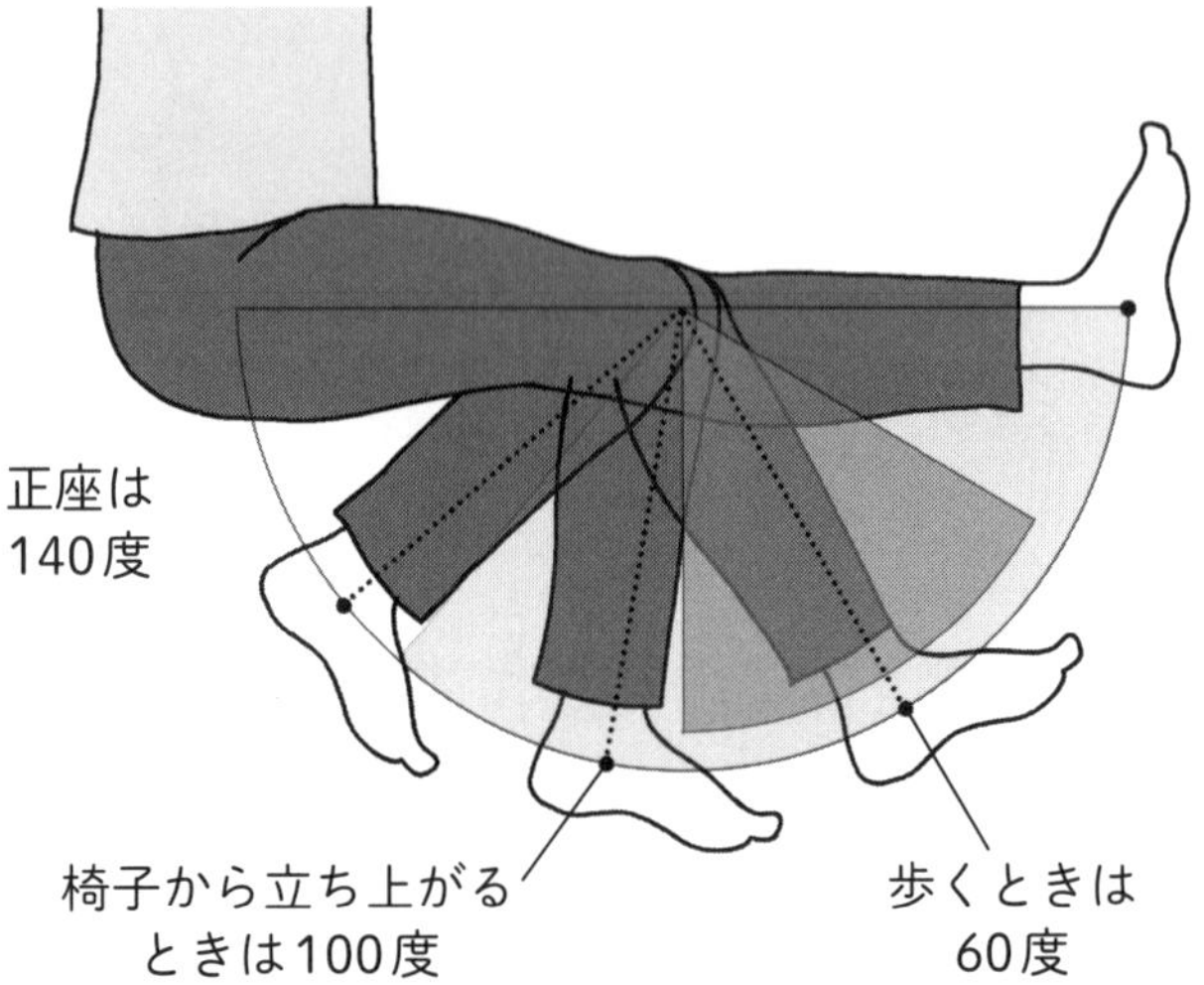
正座は
140度
椅子から立ち上がる
ときは100度
歩くときは
60度

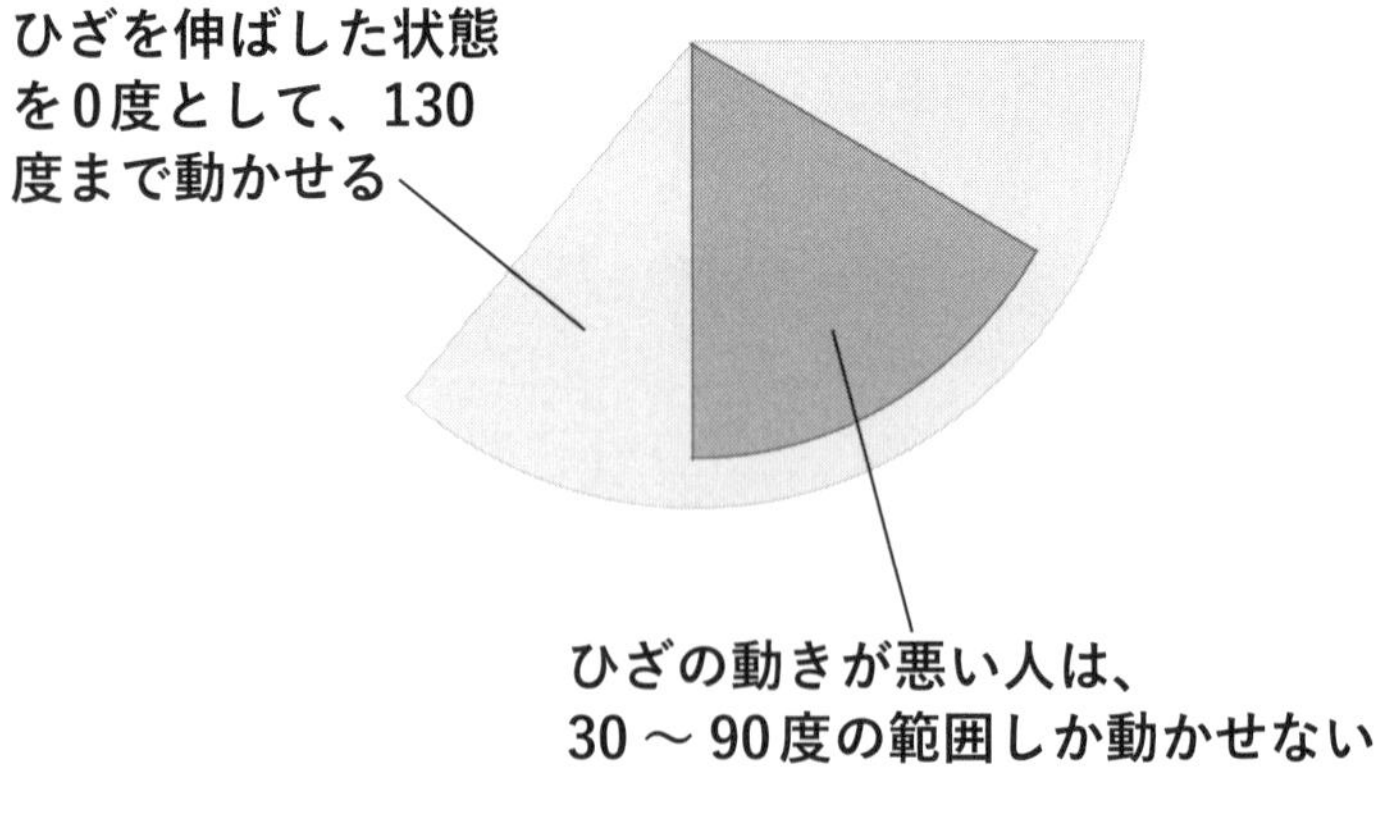
ひざを伸ばした状態
を0度として、130
度まで動かせる
ひざの動きが悪い人は、
30～90度の範囲しか動かせない

正常な股関節の動く範囲

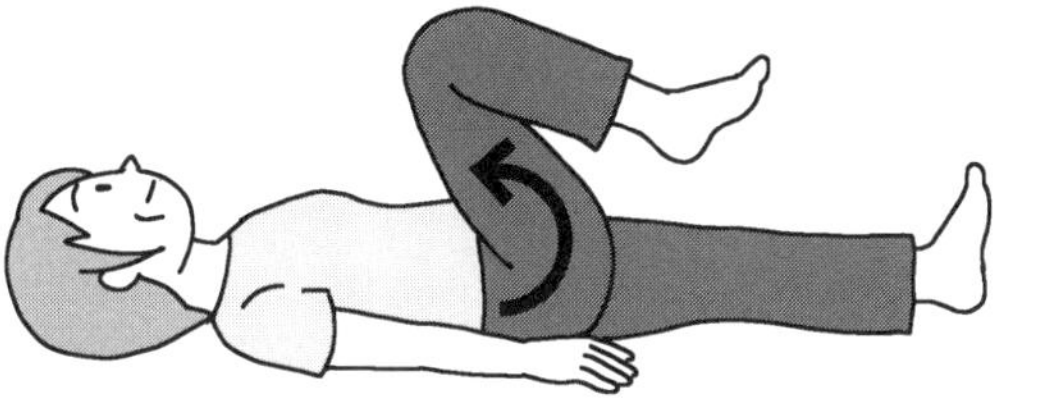

仰向けに寝た状態を0度として、前側に125度まで動く

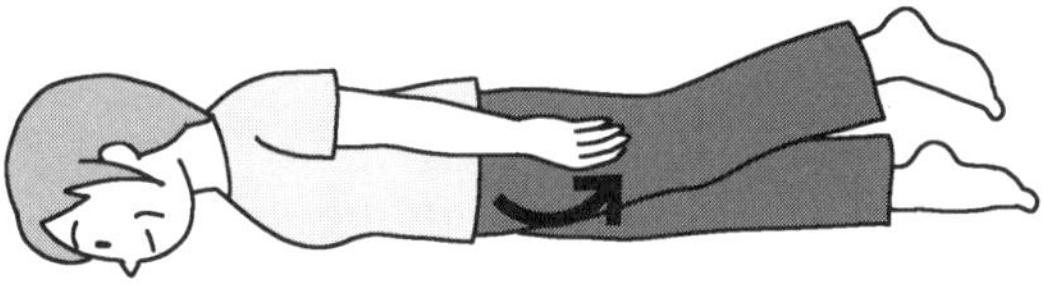

うつ伏せに寝た状態を0度として、後ろ側に15度まで動く

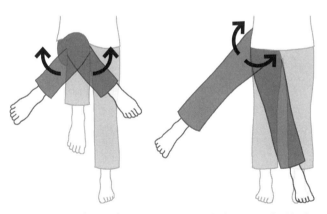

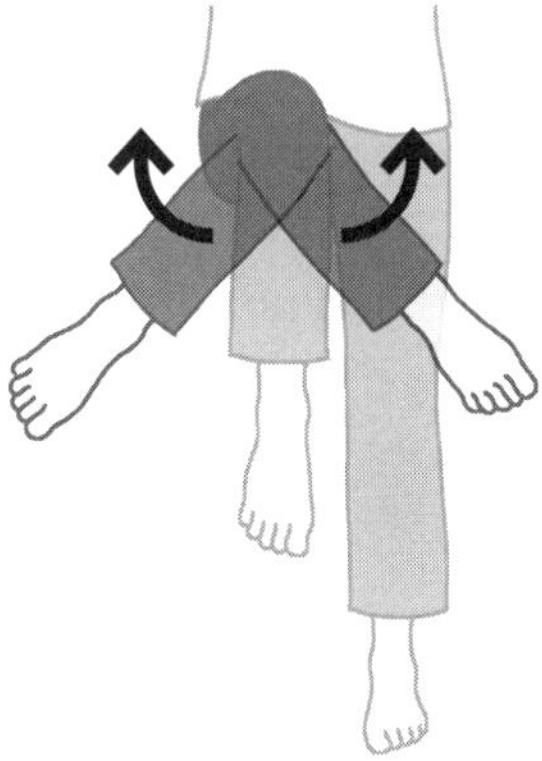

仰向けでひざを曲げた
状態を0度として
外側・内側とも
45度まで動く

仰向けでひざを伸ばした
状態を0度として
外側に45度まで動く
内側に20度まで動く

負荷がかかり過ぎると腱や靭帯も断裂する

腱や靭帯も、負荷がかかり過ぎると断裂します。代表例が、肩の腱板断裂や足のアキレス腱断裂です。足首の捻挫は、足首の靭帯が部分的にでも断裂している状態（靭帯断裂《じんたいだんれつ》）です。ただし、そこまでいく前に、炎症（腱板炎《けんばんえん》、アキレス腱炎など）が先に起こることもあります。

また、肩の関節包は一部が「関節包靭帯《かんせつほうじんたい》」という靭帯になっているのですが、それが炎症を起こすと五十肩になります。**つまり、腱も靭帯も、断裂して痛みが出ることもあれば、断裂までいかない炎症で痛みが出ることもあります。**

適度な刺激で、軟骨はゆっくり強くなる

軟骨のすり減りは、加齢とともにどうしても起こる現象です。すり減った軟骨

を元に戻すのは難しいのですが、適度な刺激を与えることで軟骨の組織はゆっくりと強くなります。

すり減ってしまった軟骨を、元に戻すことはできません。ですから、本書で紹介してきた〝ながら歩き〟をしても、本来の、つまり生まれたての関節に戻るわけではありません。けれども、痛みを軽減させること、そして、完璧ではないにしても、機能を取り戻すことはできるのです。

刺激を与えなければ、軟骨は弱くなる一方です。強過ぎる刺激は軟骨をすり減らしますが、ちょうどいい刺激はいい軟骨を作ります。

ちょうどいい刺激で組織がゆっくり強くなることを、医師は「適応《てきおう》」と呼びます。適度な刺激に対して、関節はゆっくり適応していくのです。

ちょうどいい刺激によって軟骨や腱が作られることは、研究でわかっています。

たとえば、運動強度が高いアスリートは、座っていることが多い人に比べて、ひざの軟骨が厚いというデータがあります。運動は筋肉を太くするだけでなく、関節を鍛えて軟骨を厚くすることがわかっています（＊3）。

また、思春期のアスリートのアキレス腱と膝蓋腱《しつがいけん》（ひざの前にあってひざのお皿とすねの骨を結ぶ腱）は、アスリートではない人と比べると厚くなっていることもわかっています（＊4）。つまり、かりにオリンピックアスリートレベルの刺激を加えれば、目に見えて軟骨や腱が厚くなるということです。

もちろん、一般の高齢者がそこまでになることは難しいし、むしろ、そんな刺激は一般人にとっては過剰なので、軟骨を傷めてしまう可能性が高いのです。個々に合った「ちょうどいい刺激」が必要です。

毎日行う動作のなかで弱い刺激を地道に与え続けることで、よく動いて長持ちする関節にしていきましょう。

「弱った筋肉」が「痛む関節」を作ってしまう

〝筋肉〟の役割を知ってください

ここで、改めて〝筋肉〟の話をしましょう。

筋肉はあなたの体の中で約3割を占めています。筋肉の役割は、体を動かしたり、体を支えたりすることです。その筋肉が関節も動かしています。

もしも筋肉を「動かす」ことが極端に少なくなったら、どうなると思いますか？

たとえば、長期間ギプスなどで手や足を固定していたような場合です。

もしも、筋肉で「支える」ことが少なくなったら、どうなると思いますか？

たとえば、病気になってしばらく寝たきりでいたような場合です。

どちらにしても、筋肉は弱くなったり硬くなったりします。そうすると、筋肉が動かしたり支えたりしている関節の組織も、弱くなったり硬くなったりします。それが、関節の機能障害と痛みの原因になります。

逆に、筋肉を「動かす」ことが多くなり過ぎたら、どうなると思いますか？たとえば、長い時間のランニングを何日間も続けたような場合です。

あるいは、筋肉で「支える」ことをやり過ぎたら、どうなると思いますか？たとえば、重過ぎるバーベルを使う筋肉トレーニングをやり過ぎた場合です。

どちらにしても、筋肉や関節に炎症が起こります。その結果、軟骨がすり減ったり、腱が切れたりするのです。

〝筋肉〟が衰えれば、〝関節〟が無理をする

関節の周囲にある筋肉が衰えると、その関節が無理をしてしまい、そのせいで関節が悪くなります。筋肉が落ちたことがもともとの問題なので、その筋肉を鍛えることで、関節を守ることになります。つまり、

「関節痛の治療≒弱った筋肉を鍛えること」

なのです。ところが、多くの医師は「関節痛の治療は、筋肉を鍛えることです」とうまく伝えてきませんでした。それで、関節痛を治そうとする人がサプリメントに頼ったり、電気治療に頼ったりして、その間にますます筋肉が衰えて関節が無理するようになるという事態を引き起こしてきたのです。

筋肉の動かし方が悪いと「レントゲンに写らない異常」が進む

患者さんはよく「節々が痛む」と私に訴えます。ところが、私が「どの節？」

と尋ねると、「今はそんなに痛くない」「痛い場所が移動する」「時々しびれる」と答える方が多いのです。そして、レントゲンによる画像検査では異常が見つかりません。

整形外科に行って「痛いんです」と訴えても、「レントゲンを撮りましたが、異常はないですよ」と言われて帰される典型的なパターンです。

なぜ、こうなってしまうのでしょうか。

それは、その患者さんの痛みの原因が「形の問題」ではなく、「動きの問題」だからです。

「形の問題」というのは、骨が折れていたり、筋肉や関節が傷ついたりしているケースです。レントゲンやＭＲＩなどの画像検査をすれば、はっきりと異常が写し出されます。つまり、「構造上の異常」です。具体的には、肉離れ、筋断裂《きんだんれつ》、変形性関節症、靭帯損傷（前十字靭帯損傷《ぜんじゅうじじんたいそんしょう》など）などです。

「動きの問題」というのは、筋肉や関節の動かし方が正しくないせいで、筋肉や関節にアンバランスで過剰な負荷が生じて、痛みを感じるケースです。これを「機能上の異常」と呼んでいます。

「筋肉や関節の動かし方が正しくない」ということには、同じ姿勢を続けるようなことも含まれます。同じ姿勢を続けていると、筋肉が疲れたり、筋肉の緊張が強まったり、筋肉が弱くなったりして、関節を良い状態に保てなくなります。

このような「動き」や「姿勢」の問題は、レントゲンなどの画像検査ではわかりにくいのです。ですから異常があっても「異常はありません」と言う整形外科があるわけです。

関節は「姿勢」とも密接な関係がある

◎「悪い姿勢」も関節に負担をかけている

関節は「姿勢」とも密接な関係があります。

たとえば、頭が前に出る悪い姿勢でいると、首こりやストレートネックになります。さらに軟骨のすり減りである頸椎症になる可能性もあります。積み木のように重なっている首の骨の関節の角度がそれぞれ微妙に変わって悪い姿勢になったわけですが、その結果、筋肉に負担がかかり、筋肉が緊張して首の痛みが出るのです。腰痛も、肩こりも、同じようなメカニズムで起こります。

長時間同じ姿勢で、座っていたり、動いていたりすると、腰が痛くなることがありますね。それは骨や筋肉が壊れたわけでも、強い炎症を起こしたわけでもありません。前に説明したように、同じ姿勢を続けたことで、筋肉が疲れてしまったり、筋肉の緊張が強まったりした結果、関節を良い状態に保てなくなったことが原因です。

悪い姿勢もまた、関節の痛みの原因になるのです。

"ながら歩き"で姿勢を直す

少し難しい話になりますが、肩こりは狭義の関節痛とは異なります。けれども肩こりは、「機能的関節《きのうてきかんせつ》」が大いに関連している現象です。

関節には「解剖学的関節《かいぼうがくてきかんせつ》」と「機能的関節」があります。解剖学的関節とは、関節包（関節を包む膜）や軟骨（骨と骨の間にある）などの組織で覆われている

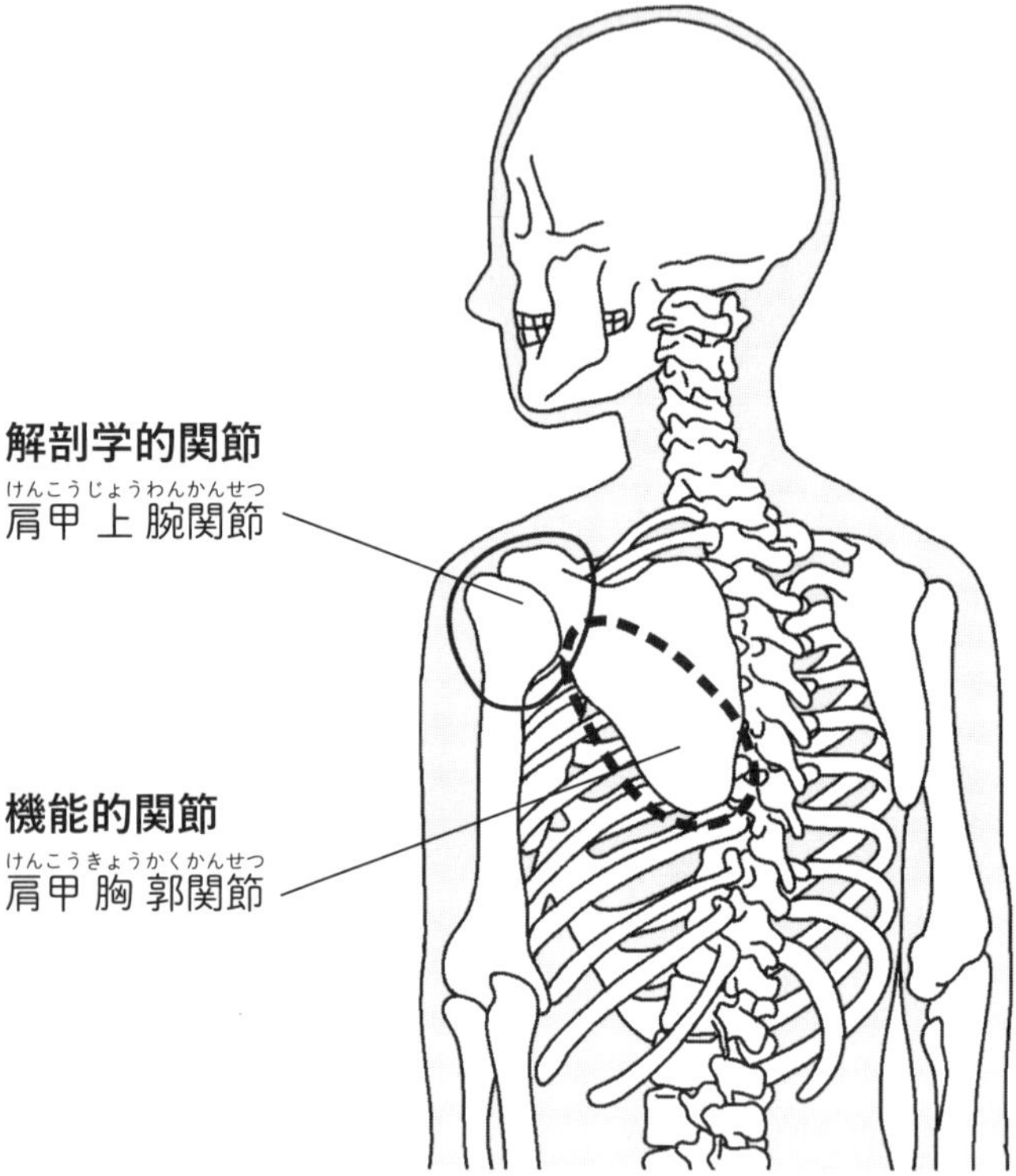

解剖学的関節
肩甲上腕関節《けんこうじょうわんかんせつ》
機能的関節
肩甲胸郭関節《けんこうきょうかくかんせつ》

部分です。機能的関節は、関節包のような関節を構成する組織はないものの、機能的に関節のような役割をしている隙間の部分です。

肩こりに関わる機能的関節は、肩甲骨と胸郭《きょうかく》（肋骨）からなる「肩甲胸郭関《けんこうきょうかくかん》節《せつ》」です。胸郭や背骨と肩甲骨は筋肉でつながっているので、極端に筋肉に頼った関節であり、極端に筋肉に頼る骨と骨の位置関係にあります。そのせいで、姿勢が悪い（猫背、巻き肩など）と筋肉の緊張が強まったり筋力が低下したりして、血流が悪くなり痛みが出るのです。逆に言えば「姿勢を直すこと＝肩こり改善」だと思っていいでしょう。

姿勢を直すには、2章や3章で紹介した〝ながら歩き〟が効果的です。

【4章の参考文献】

＊1）Veronese, N. et al. Lower Limb Muscle Strength and Muscle Mass Are Associated With Incident Symptomatic Knee Osteoarthritis: A Longitudinal Cohort Study. Front. Endocrinol. 12, 804560 (2021).

＊2）「理化学研究所　変形性関節症の新しい遺伝子座位を56カ所発見
－大規模国際メタ解析で高齢化社会最大の課題に迫る－
https://www.riken.jp/press/2021/20210830_2/index.html

＊3）Babayeva, N. et al. Mean femoral cartilage thickness is higher in athletes as compared with sedentary individuals. Knee Surg. Sports Traumatol. Arthrosc. 29, 1206-1214 (2021).

＊4）Cassel, M. et al. Physiological Tendon Thickness Adaptation in Adolescent Elite Athletes: A Longitudinal Study. Front. Physiol. 8, 795 (2017).

5章

皆さんの疑問に答えます

整形外科医との付き合い方

Q・お医者さんにかからなくてもいいのでしょうか？

いいえ、あなたの痛みが何なのか、医師の診断を受けることはとても大切です。診断というのは医師が病気の正体を明らかにすることですから、その正体に合わせた対策をとることができます。肩の痛みであれば、その正体が「肩こり」なのか「五十肩」なのかを知らなければいけません。そうすれば、いっそう正しいセルフケアができます。

節々《ふしぶし》の痛みで行くべきなのは「整形外科」です。軟骨が減っているかどうか、確かめる方法はレントゲン検査ですから、整形外科医はまずレントゲンであなたの痛みの正体を調べてくれるでしょう。最近では、超音波検査で関節の状態を確認することも増えています。

Q・整形外科で「治った」経験がないのですが……

私自身が整形外科医ですので同業者のことをあれこれ言うのはどうかと思いますが、「ちょっと、どうなのかな」と思ってしまう整形外科医が実際のところ少なくありません。

よくいる整形外科医は、3つのタイプに分かれます。

1つ目は、レントゲンで骨に異常が見られなければ、湿布を出して終わり、という医師。昔ながらの整形外科医に多いタイプです。湿布は気休め程度に「効いたかなあ」という程度で、根本的な「治療」には全然なりません。

私の所にも「肩に鋭い痛みが走っているのに、『どこも悪くないですよ』と言われたんです。こんなに痛いのに、どこも悪くないはずがないっ！　と腹が立ちました」という患者さんがよくいらっしゃいます。

ただ、その医師の対応が間違っているとは言いきれません。湿布を出すだけの医師の本音は「放っておいても良くなる可能性が高い」ということです。人間には自己治癒力があるので、その判断は多くの場合、正しいのです。

問題は、その説明が不足している医師が多いことです。「レントゲンで異常はないし、診察しても特に強い炎症などは起こっていません。痛みを伴う動作を避けるなどの最小限の対応で、自己治癒力によって痛みが改善していく可能性があるので、2週間ぐらい経過をみてみませんか？　それでも改善しない場合は、より精密な検査をするか、薬や注射、リハビリなどを相談していきましょう」と言えば患者さんも納得するのに、その一言が足りません。

2つ目は、治療としてやたらに注射を推奨するタイプです。

注射自体はとても大切な治療手段です。しかし、流れ作業のように「今日もひざの注射ですね」とベッドに寝かされ、会話は一言、二言。「また来週ですね」で終わる整形外科があります。患者さんは一人ひとり別の人間です。このようにベルトコンベアで大量生産するようなスタイルが合うわけがありません。

ただし、例外もあります。たとえば、骨粗鬆症《こつそしょうしょう》の定期注射などは、副作用の確認さえできれば、流れ作業のように短時間の診療時間で必要な治療だけ受けられることはメリットになります。

ですが、痛みの治療においては、症状の改善があるかどうかを丁寧に把握しながら、今日も注射するのか、しないのか、他の治療に切り替えるのか、などを考える必要があります。その手間を整形外科医は惜しんではいけないと思います。

3つ目は私が好感を抱くタイプで、「痛みを減らすために、毎日こういう体操をしなさい」と生真面目に指導する医師です。医師のための「腰痛診療ガイドライン」でも、慢性腰痛に対する運動療法を高く勧めています。このようにきちんとしたエビデンスに基づいて、患者さんのためを思って、本当に正しいことを言っている医師はたしかにいます。

ただし、数日続けた程度では効果が表れません。地味な体操を毎日続けられる人は多くなく、途中でやめてしまう人が大半です。私たち人間が持つ、その「意志の弱さ」を理解して寄り添うことも、そういう医師には求められると私は思っているのですが……。

いずれのタイプでも、痛みが治らない患者さんは満足していません。

ひざが痛くて行っても、腰が痛くて行っても、結局は同じようなことの繰り返しで、患者さんは諦めているのでしょう。

でも、そういう整形外科ばかりではありません。あなたの痛みに寄り添ってくれる「いい整形外科」もたくさんあります。

Q・では、「いい整形外科」の選び方を教えてください

まず、おすすめしないのは、次のような整形外科です。

- **「骨に異常はないから大丈夫」と言って、ていねいに説明しない医師がいる**
- **レントゲンを撮って、湿布、痛み止めを出すだけ**
- **リハビリと称した電気治療をするだけ**

適度な運動がいいことは、整形外科医なら誰でも知っています。ですが、患者さんに「こういう運動療法をしっかりやりましょう」と伝えて、根気強く、みっちり指導してくれる整形外科医は多くありません。運動療法の指導には時間がか

かるため、多くの患者さんで溢れるクリニックや病院では運動指導まではできないのが現実です。

逆に、おすすめしたい整形外科は次のようなクリニックです

- **理学療法士《りがくりょうほうし》がいて、リハビリがちゃんとできる**
- **診断能力がある（納得できる説明をしてくれる）**
- **家でのリハビリが大事なので、その指導に重きを置いている**

ただし、患者さんのほうにも「おすすめしたいかかり方」があります。ただ黙って医師の言うことを聞いていてはいけないのです。

まずは、ちゃんと質問をしてください。「この痛みはどこからくるんですか？」「では、私はどうしたらいいんですか？」などと、わからないことは率直に聞く

べきです。いろいろな疑問は出て当然なのです。

大事なのは2回目の診察です。1回目で（薬も含めて）提案されたことをやっても、治らない場合があります。そういうときに「ヤブ医者だからやめよう」と思う前に、「他の原因は考えられませんか？」などと尋ねてください。それに対する医師の対応で、次の行動を決めてください。

医師との付き合いも、継続が大事です。継続してこそ、信頼できる整形外科医とも出会えるでしょう。

しっかり時間をとって運動療法を指導する、真面目な整形外科医は、ぜひ信頼していただきたいと思います。

ところが実は、そういう医師は医師で、「患者さんが指導したこと（筋肉を鍛える運動）を家でやってくれない、なぜやってくれないんだ⁉」と失望していることが多いのです。

「治りたい」と思っているはずの患者さんと、「治したい」と思っている医師の間で、なぜこのようなすれ違いが起こるのでしょうか？

おそらく患者さんにとっての医師は、「すぐに治してくれるはずの存在」なのでしょう。患者さんは医師に「すぐに治す」「目に見えて治る」ことを期待しています。風邪にかかったら、すぐに風邪薬を処方してもらいに行くのと同じ感覚です。しかし、そのように風邪で内科に行くような感覚で整形外科に来られると、医師の認識と齟齬《そご》が生じてしまいます。

整形外科は、患者さん自身の努力も求められる領域です。患者さんの自己治癒力と自身の努力、そこに少しでも力になれたらと思って我々医師はさまざまな提案をしています。整形外科にかかって、「その場の治療だけ」で治る症状はほとんどない、とすら言えます。それは整形外科以外の接骨院や整体院なども同じです。

やったほうがいいこと、やっても意味がないこと

Q・体重を減らすべきでしょうか?

あなたが太り気味であれば、体重を落とすほうがいいでしょう。体の重さが筋肉にも関節にも負担をかけているからです。

それだけではありません。太り過ぎていると、運動どころか、歩くこともしんどくなり、立ち止まっている時間や座っている時間が長くなりがちです。そのせいで運動の負荷が少なくなり、肥満は解消できないし、筋力も低下する。その結果、さらに歩くのが大変になる、という悪循環に陥ります。

特に太っていて変形性関節症がある方には、〝ながら歩き〟を取り入れた減量がぜひとも必要です。ダイエット(食事制限)は難しいものですが、少しだけで

も、できる範囲で心がけてください。

Q・食べたほうがいいものはありますか?

「これが効く!」という食べ物はありません。

軟骨にいいからと「カルシウム、ビタミンD、ビタミンK、タンパク質を多く含む食べ物を取りましょう」などとよく言われます。ですが、まず強調しておきたいのは、食品もサプリメントと同じように、薬ではないということです。

薬にはリスクがありますが、そのリスクと引き換えに、目に見える効果を発揮します。人の体に変化を起こすとき、その変化にはプラスもマイナスもあり得るわけで、だからこそ薬は厳密な治験などの研究を積み上げて作られています。食品にはそこまで強い変化を起こすことはできません。

たいていの医師が患者さんから「何を食べるとひざにいいですか?」「このサプリメントをどう思いますか?」と聞かれたときに、「いや、それよりもバランス良く食べなさい」と答えるのは、無難だからでも、説明が面倒だからでもありません。**食事やサプリメントにはリスクが少ない一方で、効果もとても小さいことを知っているからです。**

あらゆる栄養素は、欠乏しても過剰になってもよくありません。多くの食品をバランス良く取るという厚生労働省が勧める栄養管理が基本だと思ってください。

Q・食べ物は無関係なんですね?

基本的に食べ物の影響は少ないです。

ただし、長期的な健康や関節痛予防のために最近取り沙汰されているのは慢性炎症と食事の関係です。この視点から「抗炎症《こうえんしょう》食品《しょくひん》」を多めに食べ、反対に炎症を起こしやすい食品を避けてもいいかもしれません。もちろん薬のような効果は期待できませんが、「炎症を抑える可能性のある食品」と「炎症を促進する可能性がある食品」のどちらかを選ぶときには、前者を選ぶほうがいいということはあるでしょう。

抗炎症食品には、果物、野菜、全粒穀物《ぜんりゅうこくもつ》、豆類、紅茶、コーヒー、チョコレート、ハーブ、スパイス、ナッツ、魚などがあります。

炎症を起こしやすい食品には、炭酸飲料、揚げ物、高脂肪の加工肉（ハムやソーセージ）、乳製品、過剰なアルコールなどがあります。

Q・変形性関節症には脂ののった魚がいいと聞きましたが

バランス良く、いろいろな食品を食べるのが基本ですが、たしかに変形性関節症には脂ののった魚がいいかもしれません。魚油《ぎょゆ》サプリメントで長鎖《ちょうさ》オメガ－3

脂肪酸《しぼうさん》を摂取するのがいいという研究もあり、青魚などの良質の脂質は基本的に健康的な栄養素になります（＊1）。

実際、栄養の摂取では「肥満を防ぐこと」「良い脂肪を摂取すること」は覚えておいてよさそうです。**特定の食べ物を食べて関節痛が治ることはありませんが、良い栄養素が欠乏しないようにすることは健康に必要なことです。**

Q・湿布には意味がないのでしょうか？

いいえ、意味がないわけではありません。湿布には消炎鎮痛剤が配合されていて、それが皮膚を通して患部に届いたり、血流に乗って効果を出したりします。ただし、皮膚というのは体のバリアとも呼ばれていて、有害な物質が体内に入るのを防ぐ役割をしています。**そんな皮膚を薬が大量に通るのは難しいので、結果として効果は小さくなりがちです。**それが「湿布は気休め」と言われる一因です。

湿布には温湿布と冷湿布がありますが、貼ってみて楽になるほうを選んでください。ちなみに温湿布と冷湿布は、カプサイシン（温熱感）とメントール（冷却感）という「温かい感」「冷えてる感」を感じさせるだけで、体の中の温度が変化するほどの効果は実際のところありません。

関節痛、素朴な疑問

Q・冷房の効いた所にいると痛みが増します。なぜでしょうか？

寒冷刺激によって、首・肩・下肢の慢性的な痛みが増えるのはよくあることです（＊2）。

原因は、筋肉の温度が急に冷やされて、筋肉の血流が悪くなることだと考えられます。

熱中症などのリスクがなければ、急に冷やさないこと、そして、痛みが出やすいところは局所的にサポーターなどで保温するなどの対策をしてください。

Q・雨の日には痛みが増します。なぜでしょうか？

筋肉や関節に痛みのある人を対象にした研究では、63％の人は天候の変化に敏感で、そのうち56・3％は寒い時期に痛みが増すと回答しています（＊3）。

雨の日には気温も下がる傾向にあるので、雨というよりも気温の影響があるかもしれませんが、気圧や湿度の変化も大きいので、単一の要素で説明するのも難しいのです。

Q・関節がボキボキ鳴るのは、関節痛と関係がありますか？

関係がある場合と、関係のない場合があります。

関節の滑膜炎で腫れているところが引っかかるように音が鳴っている場合は炎症が原因なので、同時に痛みを感じるはずです。また、骨の腫瘍《しゅよう》など、明らかな異常が原因で音が鳴る場合も稀にあります。

ですが、ボキボキ音が鳴るときに痛みを感じなければ、関係のないことが多いはずです。関節の音は、関節の中の圧力変化で関節内に急に空洞が生じるときの音だということがMRIなどでわかっています（＊4）。

【5章の参考文献】

＊1）Thomas, S., Browne, H., Mobasheri, A. & Rayman, M. P. What is the evidence for a role for diet and nutrition in osteoarthritis? Rheumatology 57, iv61-iv74 (2018).

＊2）Saika F., Kiguchi N., Matsuzaki S., Kobayashi D., Kishioka S. Inflammatory macrophages in the sciatic nerves facilitate neuropathic pain associated with type 2 diabetes mellitus. J Pharmacol Exp Ther. 2019 Mar; 368(3): 535-44.

＊3）Salek K.M., Mamun M.A., Parvin N., Ahmed S.M., Khan M.M., Rijvi A.N., et al. Fluctuation of pain by weather change in musculoskeletal disorders. Mymensingh Med J. 2011 Oct; 20(4): 645-51.

＊4）Kawchuk G.N., Fryer J., Jaremko J.L., Zeng H., Rowe L., Thompson R. Real-Time Visualization of Joint Cavitation. Zhang Q., editor. PLoS ONE. 2015 Apr. 15; 10(4): e0119470.

おわりに

最後までお読みくださり、ありがとうございました。

私がインターネット（ユーチューブ）で医師として情報発信をするようになって、痛感したことがあります。

こんなにも患者さんの目に触れるところに、エビデンスどころか、わずかな根拠すらない、ときには完全に間違った医療・健康情報が溢れているのか……と。

これでは患者さんが適切な治療法にたどり着けず、「治療まいご」になるのも当然です。ですが、そういう「ニセ医学」を発信する自称専門家や治療家さんを一人ひとり批判するのは、私の性格ではなかなか難しいことでした。

それよりも、もっと光を発したいと思いました。具体的には「ちゃんと医学的根拠がある情報に徹した情報発信者として影響力を高める」ということです。

ところが、これが意外と難しい。医学的根拠がある情報発信は、得てして「つまらない」のです。その結果、ユーチューブなどのSNSでもウェブ記事でも、他のメディアでも、視聴者さんが集まらないのです。

だからといって、医学的根拠がない「魔法のような治療があります！」「これさえやれば治ります！」というような、悪魔に魂を売るような発信は絶対にしたくありませんでした。そこで私がたどり着いた一つの境地が、「ちょいエビデンス」でした。

・できる限り、すべての主張に医学論文を引用したい
・しかし、そのエビデンスレベルにはこだわり過ぎない

ということを軸に医療情報を発信することにしたのです。その結果、もしも私の引用した医学論文のエビデンスレベルが低くて批判されたとしても、それはむ

しろ健全な議論ですから、どんどんやればいいのです。そして今回の〝ながら歩き〟のように、まだ誰も言ってないけれども「ちょいエビデンス」がある手法をどんどん患者さんにも提供でき、何年、何十年の研究結果を待たずして効果を実感していただけることになりました。

私が医学論文を乱読していて、やはり強く感じるのは「運動療法」の有効性です。「○○に対して、この運動療法は有効であった」という研究論文は山のようにあるのです。なのに、患者さんでセルフエクササイズを習慣化できている人は一握り……。逆に、ジムでガンガンに筋トレをしまくって、関節を傷める人を毎日のように診察で見ているのです。

もっと賢く、体に優しい運動習慣をつけてほしい。これが、今回の「歌島式〝ながら歩き〟法」の提案につながりました。

ひざの痛み、股関節の痛み、腰の痛み、肩の痛み……、たくさんの方が抱えている悩みである一方で、その解決法としてたくさんの「ニセ医学」が溢れかえっている話題でもあります。ここまで読んでくださった皆さんは、どうかニセ医学に惑わされないでください。

その大きな判断材料は医学論文を引用しているかどうかです。一切、引用していない情報は、いくらすごそうな人の情報でも強く疑ってください。

私が本書でご紹介した〝ながら歩き〟は、そのようなニセ医学とは一線を画した、きちんとした医学論文を基に考案したものばかりです。もちろん医学も完璧ではなく、私も間違うことはあるでしょう。それでも、きちんと根拠のあること以外を無責任に述べるようなことだけはしたくない、患者さんに対して真摯《しんし》でいたいと願っています。

繰り返し述べたつもりですが、整形外科の領域のトラブルは一朝一夕で治ることはないのです。できることを、できる範囲で、根気強くやっていくしか治療法はありません。

できる範囲で根気強く〝ながら歩き〟を続ければ、きっと結果はついてきます。どうか諦めないでください。関節を「痛みがなく、機能が十分に発揮されている」状態に戻しましょう。

いつもオンラインで私を応援してくれる方たちに、ここまで支えてくれた両親、兄弟、仲間に、そして大切な妻に、心からの感謝を込めて。

あなたの痛みがリセットされて、やりたいことを思う存分、楽しめますように。そのために一日10分、〝ながら歩き〟を続けてもらえたらうれしいです。

整形外科医　歌島大輔

歌島大輔（うたしま・だいすけ）

日本整形外科学会・日本専門医機構認定整形外科専門医。

日本整形外科学会認定スポーツ医。

1981年生まれ。山形大学医学部卒業。フリーランス整形外科医として磨き上げ続ける知見とスキルを駆使して、複数の病院で日本全国から来院する肩痛患者の診療を行う。とくに肩関節鏡手術数においては年間約400件と全国トップクラス。

日々の診療・手術のかたわら、YouTube（チャンネル登録者20万人）やSNSでの健康情報発信やオンライン講座なども積極的に展開している。

専門領域は、肩関節、肩関節鏡手術、スポーツ医学。

YouTubeチャンネル「すごいエビデンス治療／整形外科医 歌島大輔」
https://www.youtube.com/@d.utashima

歌島大輔公式サイト
https://utashima.com

ご購入特典

「歌島流ながら歩きで、予防したい、予防できる重大病気10選」

本書を購入していただいたみなさまへ、著者からの感謝の気持ちとして提供いたします。
スマートフォンで右の二次元コードを読み込むか、
パソコンで下記のURLを入力、アクセスしてください。

https://sub.utashima.jp/p/SZt1EMoZ6u1O

※本書を購入いただいた方限定のサービスです。ご本人でない第三者の利用はご遠慮ください。
※通信環境や機種によってアクセスに時間がかかる、もしくはアクセスできない場合があります。
※接続の際の通信料はお客様のご負担になります。
※本特典は、予告なく変更および終了する場合があります。
※本特典は、本書の著者、歌島大輔が代表を務める合同会社BIGSが実施するものです。

ひざ痛と股関節痛
自力でできるリセット法

発行日　2024年12月10日　第1刷
発行日　2025年 5 月30日　第6刷

著者　　　歌島大輔

本書プロジェクトチーム
編集統括　柿内尚文
編集担当　小林英史
編集協力　深谷恵美、飯田みか
カバーイラスト　山内庸資
本文イラスト　大塚さやか、石玉サコ、髙栁浩太郎
カバーデザイン　井上新八
本文デザイン　菊池崇＋櫻井淳志（ドットスタジオ）
校正　植嶋朝子

営業統括　丸山敏生
営業推進　増尾友裕、綱脇愛、桐山敦子、寺内未来子
販売促進　池田孝一郎、石井耕平、熊切絵理、菊山清佳、山口瑞穂、
相澤いづみ、吉村寿美子、矢橋寛子、遠藤真知子、森田真紀、
氏家和佳子
プロモーション　山田美恵、川上留依、鈴木あい

編集　栗田亘、村上芳子、大住兼正、菊地貴広、山田吉之、福田麻衣、
小澤由利子、宮崎由唯
メディア開発　池田剛、中山景、中村悟志、長野太介、入江翔子、志摩晃司
管理部　早坂裕子、生越こずえ、本間美咲
発行人　坂下毅

発行所　株式会社アスコム

〒105-0003
東京都港区西新橋 2-23-1　3 東洋海事ビル
TEL：03-5425-6625

印刷・製本　日経印刷株式会社

Printed in Japan ISBN 978-4-7762-1377-2